医療のための生成AI実践ガイド

長 英一郎
東日本税理士法人　代表社員

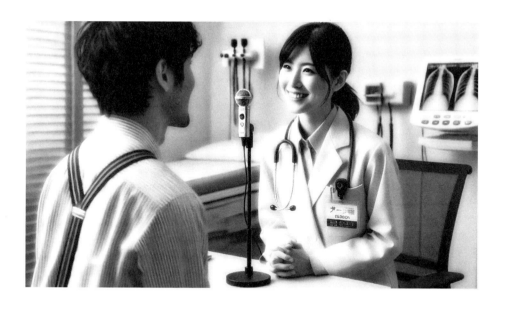

日本医学出版

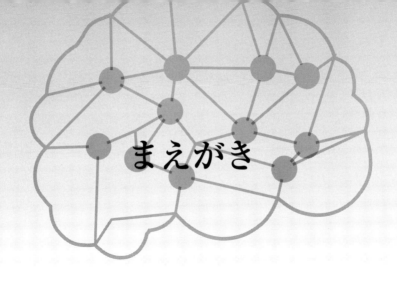

まえがき

　前著「病院・診療所・介護施設向け　ChatGPT 実践ガイド」（出版日：2023 年 8 月）発刊から 1 年弱。ChatGPT は GPT-4 がバージョンアップされ、2024 年 5 月に ChatGPT-4o がリリースされました。

　かつては ChatGPT 一強だったものが、現在はライバルとして Google の Gemini、Microsoft の Copilot の他、私が最近よく使っている Claude もあります。また、日本製の生成 AI も各社が開発してきており、まさに戦国時代の様相です。本書のタイトルもあえて ChatGPT ではなく生成 AI としているのもそのような理由からです。

　また、前著では電子カルテで生成 AI を使うのはまだ先としてあまり触れてきませんでした。しかし、本著では、第 2 章で取り上げる**織田病院、恵寿総合病院、谷田病院のように電子カルテの診療録を要約し、必要な情報より早く検索する事例**が出てきています。今までは事務部門中心として生成 AI を活用してきたものが、いよいよ医師、看護師等の医療従事者も活用できるようになっているのです。

　医師が電子カルテに向き合って作業している時間は 1 日に 2 時間超と言われており、残業の原因の一つになっています。2024 年 4 月から始まった医師の働き方改革を考えると、医師の事務作業の軽減がとても重要になります。医師の事務作業補助者はすべての医師についているわけではありません。残業時間の多い若手医師こそ、クラークがつかずに自ら電子カル

テの入力作業に追われているということもあるでしょう。

　最近では音声入力が発達してきており、もはや電子カルテの入力作業自体も自動化されつつあります。たとえ文字起こしの精度が低くても、その後生成 AI で前後の文脈をふまえながら誤字脱字を修正し、SOAP※形式に変換することができます。

　※ SOAP は、診療録に単に経過のみを記録していくのではなく、対象者の問題点を抽出し、「S（subjective）：主観的情報」「O（objective）：客観的情報」「A（assessment）：評価」「P（plan）：計画（治療）」の 4 つの項目に沿って記載する。

　第 2 章で実際に音声入力で診療録を作成している楠本内科医院の事例をとりあげていきます。

　一方、電子カルテ外の業務に関しては、インターネットに接続が可能であり、文章校正など生成 AI により軽減される事例が増えています。前著と異なり議事録の作成は、いよいよ実用可能なレベルになりました。クライアントの病院では、**3 時間の会議を議事録として作成するために、（他の仕事も兼ねながら）3 日間かけているとのこと。これが、Gemini 1.5 Pro や ChatGPT-4o により 10 分ほどで完成することができます。**

　また、Word や Excel はどの医療機関でも使われていると思います。Word 等でいかに生成 AI（Copilot）を活用するかについては第 2 章で「Copilot がよくわかる本」の著者である甲斐雄一郎氏にインタビューをしています。

　本書では、第 1 章と第 2 章の 2 部構成となっています。まず第 1 章では前著で掲載されていなかった最新情報を、第 2 章では実際に生成 AI を活

用されている医療機関の事例をインタビュー形式で紹介していきます。

　前著のテーマは「生成AIをいかに使うのか？」でした。生成AIという新しいテクノロジーの概要を理解し、医療分野での活用可能性を探ることに重点を置きました。一方、**本書のテーマは「生成AIをどのように現場で活かすのか？」**です。実際の医療機関での具体的な活用事例を通じて、生成AIが医療現場にもたらす変革の姿を明らかにします。医療に携わる全ての方々に、生成AIという新たな選択肢を知っていただき、働き方改革の一助となれば幸いです。

　2024年7月　自宅近くのカフェにて

長　英一郎

注：本書は2024年7月現在の情報であり、生成AIのバージョンアップにより情報が変わる可能性があることにご留意ください。

本書でぜひご活用いただきたい動画
生成AIの実践例は文章のみではお伝えすることが難しいので、解説動画を作成しました。動画をご覧いただきながら、本書を読んでいただくと、より理解しやすくなると思われます。

動画はこちら

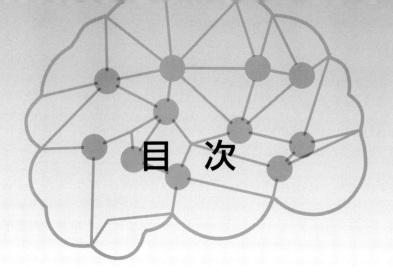

目 次

まえがき

第1章 医療現場での生成AIの最新事情 ……………… 7
1 ChatGPTだけでない！3つの生成AI …………………… 7
　（1）ChatGPT-4o
　（2）Claude 3.5 Sonnet
　（3）Gemini 1.5 Pro
2 3つの生成AIサービスの始め方 …………………………… 13
　（1）ChatGPT-4o
　（2）Claude 3.5 Sonnet
　（3）Gemini 1.5 Pro
3 画像のテキスト化 ……………………………………………… 18
　（1）デジタル文書のお薬手帳
　（2）手書きの紹介状
　（3）都道府県公開の財務諸表
　（4）財務諸表の前期比較
4 事務部門の業務革命 …………………………………………… 36
　（1）議事録作成
　（2）日程調整
　（3）質問Bot

（4）情報検索

5 実演！診療情報提供書などの作成 ································· *55*
　（1）診療情報提供書、入院診療計画書、退院療養計画書の作成
　（2）診療室の会話から診療録作成

6 会話機能で翻訳 ······································· *75*

7 もっともらしい嘘をつく生成 AI ························ *81*

第2章　生成 AI 活用事例　対談 ································· *84*

1. 神野正隆　恵寿総合病院 ······························· *84*
　生成 AI を活用した多職種の働き方革命
　・セキュリティーをいかに確保するか？ ···················· *85*
　・現場の負担軽減効果は？ ································· *87*
　・電子カルテから生成 AI へのアクセス ····················· *94*
　・議事録の作成 ··· *95*

2. 織田良正　織田病院 ································· *99*
　オフライン AI 電子カルテと多職種協働
　・生成 AI 導入のきっかけ ································· *99*
　・インターネットに接続しない生成 AI ····················· *101*
　・音声入力をいかに活用するか？ ························· *105*
　・医師事務作業補助者と生成 AI ··························· *108*

3. 藤井将志　谷田病院 ································· *111*
　病院 DX の最前線　電子カルテの情報検索
　・院内質問 Bot（院内規定、俸給表） ····················· *112*
　・バイタル・ワクチン接種履歴の確認 ····················· *113*
　・電子カルテ生成 AI の進捗状況 ··························· *119*
　・議事録の作成 ··· *122*
　・生成 AI を院内で定着させるために ····················· *125*

4. 楠本拓生　楠本内科医院‥‥‥‥‥‥‥‥‥‥‥‥‥‥ *129*
診療室の会話を自動で診療録に変換
　・初診だけでなく再診も音声入力‥‥‥‥‥‥‥‥‥‥‥ *130*
　・音声入力による患者満足度‥‥‥‥‥‥‥‥‥‥‥‥‥ *136*
　・生活習慣病管理料の療養計画書も簡素化‥‥‥‥‥‥ *140*
　・医師事務作業補助者の未来‥‥‥‥‥‥‥‥‥‥‥‥‥ *141*
　・RPA によりさらに自動化‥‥‥‥‥‥‥‥‥‥‥‥‥ *143*

5. 甲斐雄一郎　株式会社農情人‥‥‥‥‥‥‥‥‥‥ *146*
ビジネスで活躍する Copilot と進化を続ける画像生成 AI の可
能性
　・Word、Excel などとの連携‥‥‥‥‥‥‥‥‥‥‥‥ *146*
　・Copilot はこう使う‥‥‥‥‥‥‥‥‥‥‥‥‥‥‥‥ *148*
　・Word の共同編集‥‥‥‥‥‥‥‥‥‥‥‥‥‥‥‥‥ *150*
　・パソコンの操作方法を質問する‥‥‥‥‥‥‥‥‥‥ *152*
　・文字挿入する画像生成‥‥‥‥‥‥‥‥‥‥‥‥‥‥ *153*

あとがき ‥‥ *158*

第1章
医療現場での
生成AIの最新事情

 1　ChatGPTだけでない！3つの生成AI

（1）ChatGPT-4o

2024年5月13日に発表された「ChatGPT-4o」。2023年の3月にChatGPT-4が登場してから1年数ヶ月を経て、ついに「4o」が登場しました。

このoとは「omni（オムニ）」であり、「全方位」という意味になります。

「ChatGPT-4o」では、以前のようなチャット文章だけでなく、画像、音声を「全方位」で一つのAIとして処理することができます。「ChatGPT-4o」は写真を読み取ってテキスト化をしてくれたり、音声により独居高齢者の話し相手になったりしてくれます。このように、ChatGPT-4oは汎用性が高く、幅広い業務で活用できるという特徴があります。

ChatGPT-4o ホームページ（PC版）

ChatGPT-4oは無料でも使うことができますが、使用回数制限が5時間あたり10回までと有料版（月20ドル）の3時間あたり80回より厳しくなっています。10回となると普段から業務でChatGPTを使っているとすぐに上限に達することと思われます。

また、**無料版では画像生成ができない、法人独自のChatGPT（GPTs[※]）の作成ができないといった制限があります。**

※ GPTsとは、ChatGPTをカスタマイズできる機能。GPTsを使用することによって、オリジナルのチャットボットを作り、公開することができる。2024年5月より無料ユーザーであってもGPTsの閲覧ができるようになった（作成はできない）。

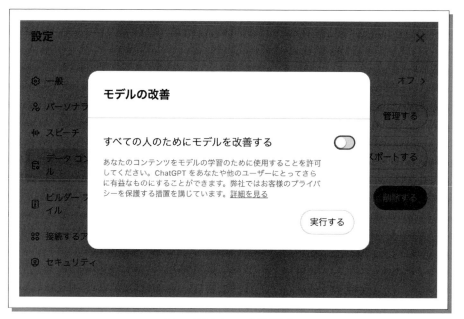

ChatGPT-4oの学習設定

気になるセキュリティー面ですが、画面右上のアイコン※をクリックし、「Settings（設定）」→「Data controls（データ コントロール）」→「Improve the model for everyone（すべての人のためにモデルを改善する）」を off（オフ）にすれば学習されないことになります。

ただし、**無料版ではこれがいつ学習されるか分からないので、念のため有料版に加入することをお勧めいたします。**

※ ウェブサイトで使用される顔写真などの小さな画像

(2) Claude 3.5 Sonnet

Claude 3.5 Sonnet は、人間の言葉を深く理解し、自然な対話を通じて様々なタスクをこなすことができます。日本語の文章力が高く、生成 AI が作成したものなのか人間なのかが区別がつかないほどになっています。私は、**文章作成や新聞記事の要約では ChatGPT-4o よりも Claude 3.5 Sonnet を使うことが多くなっています。**

Claude ホームページ（PC 版）

Claude も ChatGPT と同じく有料版（月 20 ドル）があり、有料版であればプロンプト※や会話をモデルの学習に使用されることはありません（ChatGPT のように特に設定は必要なし）。ただし、ユーザーが回答された情報に対して、フィードバックした場合などは学習される場合もありますが、通常の使用をしている限りは学習されません。

※生成 AI に対する命令や質問。ChatGPT など生成 AI に送るチャット欄に入力する文章のこと。

(3) Gemini 1.5 Pro

Google が公開している「Gemini 1.5 Pro」。ChatGPT-4o や Claude 3.5 Sonnet と比較して、読み込める情報量が群を抜いています。書籍 80 冊程度を一気に読み込み、動画や音声をアップロードし分析することもできます。後述する**音声からの議事録作成では Gemini 1.5 Pro 一択というぐらい読み込める容量が多くなっています。**

Google AI Studio ホームページ

Gemini 1.5 Pro は、有料版であれば学習されないのは ChatGPT や Claude と同様です。料金は月額固定ではなく、トークン※の使用量に応じて従量課金される仕組みになっています。

※トークンとは、データを処理する際に使用される基本的な単位。日本語のテキストの場合、英語のように 1 単語≒ 1 トークンとはならず、1 文字≒ 1 ～ 3 トークンと英語に比べてトークン数が多くなっている。特に漢字はトークン数が多くなる。また、写真、音声、動画となるとテキストよりもさらにトークン数が多くなる。

無料版で学習をさせないためには、Google のマイアクティビティペー

ジにアクセスし、「Gemini アプリ アクティビティ」の設定をオフにします。これにより、Gemini とのやりとりがモデルの改善に使用されるのを防ぐことができます。

Gemini アプリ アクティビティ

Gemini の学習設定

　Gemini 1.5 Pro に音声を読み込ませて議事録を作成する場合にどのぐらい料金がかかるか調べてみました。音声は iPhone のボイスメモというアプリで 50 分録音したものとします。

　50 分の録音データを Gemini 1.5 Pro に読み込ませる（入力）と、約 95,000 トークン／回になります。Gemini 1.5 Pro の入力料金は 100 万トークンあたり 3.5 ドルとしています。約 500 分の音声を読み込ませれば 95 万トークンとなりほぼ 100 万トークンとなり、3.5 ドルとなります。した

がって 546 円（156 円※／ドル× 3.5 ドル）かかる計算になります。

　※ 1 ドル 156 円とする。

　これに加え、議事録のテキストとして回答（出力）するためのトークンが若干かかります。1 回あたり 10 円程度かかるので、500 分の音声を入力し、出力する場合の料金は約 560 円になります。

	音声のアップロード	回答テキスト作成	合計
料金	546 円	11.5 円	557.5 円

500 分音声を議事録出力した場合の料金

　もし、議事録作成を業務委託でお願いする場合、1 分あたり 150 円〜300 円程度が相場といわれています。500 分音声であれば、業務委託の場合 75,000 円〜 150,000 円かかる計算です。560 円で済む Gemini 1.5 Pro がいかに安いかが分かります。
　理事会や経営会議の議事録の場合、時給の高い事務長が自ら議事録を作成する場合もあり、Gemini 1.5 Pro によるコスト削減効果は大きいと思われます。

(4) 3 つの生成 AI の使い分け

　私は上述の 3 つの生成 AI のすべての有料版を購入し、業務によって使い分けています。**文章作成や文章校正は Claude 3.5 Sonnet、議事録作成は Gemini 1.5 Pro、写真のテキスト化や画像生成は ChatGPT-4o** という具合です。すべて完璧な生成 AI は現状ではないので、当面は用途によって使い分けていくものと思われます。

第 1 章　医療現場での生成 AI の最新事情

2　3 つの生成 AI サービスの始め方

(1) ChatGPT-4o

ChatGPT はすでに登録されている方もおられると思いますが、改めて使い方について解説いたします。

まずはこちらのサイトへアクセスします。

開くと下記画面が開きます。

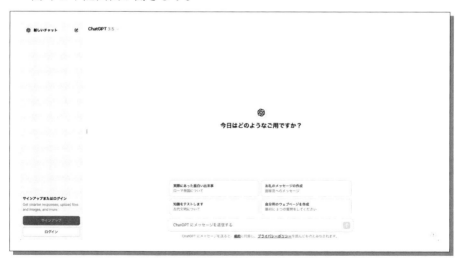

ChatGPT のトップ画面

初めて使う場合、画面左下の「サインアップ」をクリックします。ChatGPT はメールアドレスの他、「Google /Microsoft / Apple」のどれかのアカウントがあればログインできます。法人で使われる場合は、代表のメールアドレスなどで登録したほうがいいかもしれません。

ログイン後、TOP ページの画面左上部「GPT-4o」をクリックし、切り替えます。

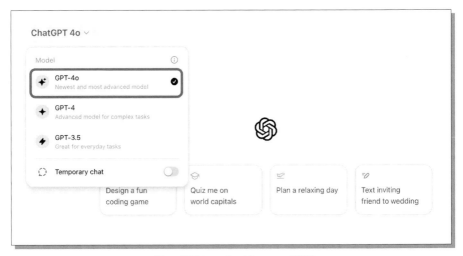

ChatGPT のバージョンの選択

これで、最新版 ChatGPT-4o を使うことができます。GPT-4o の使用回数制限で引っかかった場合は、GPT-4 などを使うことになります。

(2) Claude 3.5 Sonnet

Claude は ChatGPT と比較するとマイナーですが、始め方は ChatGPT と同じでそれほど難しくありません。

第 1 章　医療現場での生成 AI の最新事情

まずはこちらのサイトへアクセスします。

すると、次の画面が開きます。Claude はメールアドレスの他、「Google」のアカウントがあればログインできます。法人で使われる場合は、ChatGPT と同様、代表のメールアドレスなどで登録したほうがいいかもしれません。もし、法人内で複数名で利用する場合は、Team プランを利用することになります。

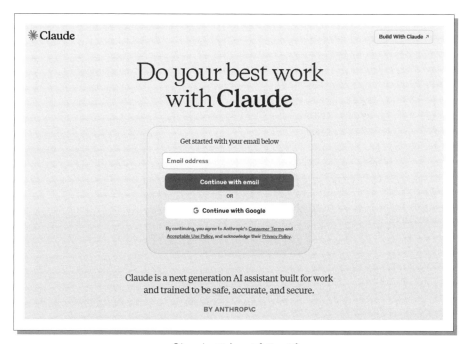

Claude のトップページ

(3) Gemini 1.5 Pro

Gemini 1.5 Pro を使うためには、Google AI Studio のページへアクセスします。Google で「Gemini 1.5 Pro」と検索しても該当するページは出てこないことがあるので、注意が必要です。

Google のブラウザですでにログインしている場合は、そのまま始めることができると思います。下記のような画面が表示されたら、「New Prompt」をクリックします。

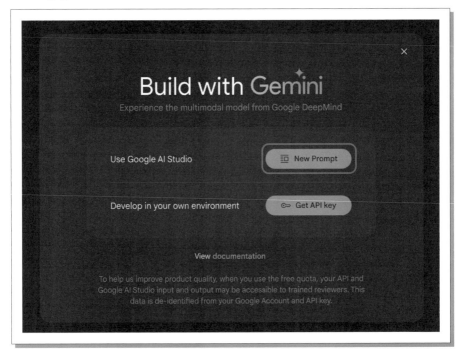

Gemini の登録画面

第 1 章　医療現場での生成 AI の最新事情

以下のような画面が出てきたら設定は完了です。

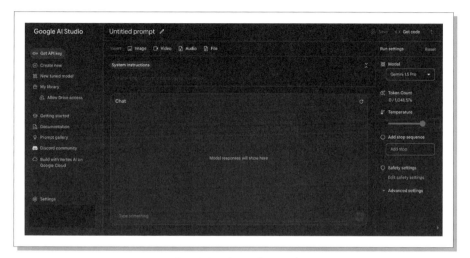

Gemini のトップページ

　ChatGPT や Claude とも共通していますが、一つのアカウントを複数名で利用することは推奨されていません。一旦ログアウトすることで別のパソコン等からログインできますが、できれば一人一つの個人アカウントを持っていたほうがいいでしょう。

3 画像のテキスト化

画像データからテキスト部分を認識し、文字データに変換する光学文字認識機能のことを OCR（Optical Character Recognition）といいます。手書きや印刷された文字を、複合機やスキャナによって読みとり、コンピュータが利用できるデジタルの文字に変換する技術です。

AI-OCR は、AI の特徴であるディープラーニング（深層学習）[※]により文字の補正結果を学習することで、従来型の OCR の弱点であった識字率（文字の認識精度）を向上することができます。

※ 大量のデータをもとに自動で特徴を抽出し、学習していく AI 技術

AI-OCR の技術を使った写真画像のテキスト化については、前述した3つの生成 AI のいずれも可能ですが、文字認識精度に差があります。百聞は一見にしかずで、それぞれ実際の画面を見てみましょう。**なお、ここからご紹介する実践事例は、有料版の生成 AI を使用しています。無料版では実行できない場合がありますので、ご注意ください。**

(1) デジタル文書のお薬手帳
インターネットで拾ってきたお薬手帳を ChatGPT-4o で文字起こしをしてもらいます。

八王子　花子　様

調剤日　2012年2月21日
内科
医師：八王子　太郎

フロモックス錠75mg（3錠）
　1日3回毎食後　4日分
　セフェム系の抗生物質で感染症を
　治療するお薬です。

ムコスタ錠100mg（3錠）
　1日3回毎食後　4日分
　胃潰瘍、胃炎のお薬です。

ロキソニン錠60mg（1錠）
　38.5度以上の時5時間以上あけ　4
　回分
　熱を下げ、痛みをやわらげ、炎症
　を抑えるお薬です。

SPトローチ0.25mg「明治」（1錠）
　喉が痛いとき　14回分
　口中の炎症を抑えたり傷の感染予
　防をする抗菌薬のトローチです。

注）薬品名の後の（）内は、内服薬は1日量、頓服は1回量、外用は全量を表示しています。
注）薬の写真は、実物の薬と外観が異なる場合があります。

何か異常がありましたら、医師、薬剤師にご連絡下さい。
じほう総合病院
東京都千代田区〇〇1-1
TEL 03-0000-0000

お薬手帳（デジタル文書）

まずはお薬手帳の写真画像ファイル（PNG※）を ChatGPT にアップロードします。**PDF でもテキスト化はしてくれますが、精度が下がるので、本書では写真画像をアップロードしています**。写真画像ファイルは PDF のファイルを開き「スクリーンショット」（Windows の場合、［Windows］キー＋［Print Screen］キーを同時に押す）を撮ることにより得られます。

　※ 画像ファイル形式のひとつ。Portable Network Graphics の略語。加工を繰り返す画像に向いている。JPEG と同様に、画像データの保存に使われる。

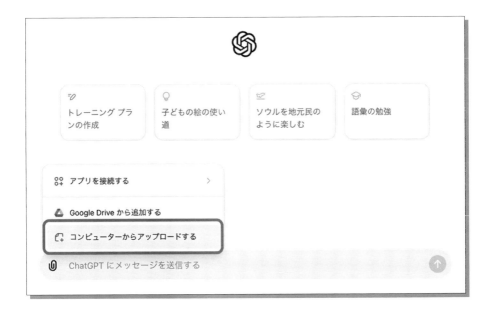

　命令文は「この写真をテキスト化してください。」とシンプルで大丈夫です。なお、この後に試行する手書きの紹介状、財務諸表も同様にアップ

ロードして命令文を作成します。

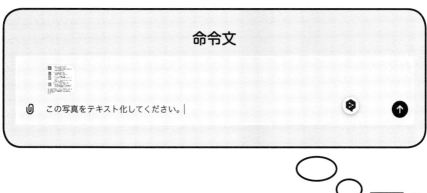

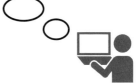

すると、ChatGPT から次のような回答がきました。

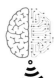

ChatGPT

八王子　花子　様

調剤日　2012 年 2 月 21 日
内科
医師：八王子　太郎

フロモックス錠 75mg（3 錠）

1日3回毎食後　4日分
セフェム系の抗生物質で感染症を治療するお薬です。

ムコスタ錠 100mg（3錠）
1日3回毎食後　4日分
胃潰瘍、胃炎のお薬です。

ロキソニン錠 60mg（1錠）
38.5 度以上の時 5 時間以上あけ　4 回分
熱を下げ、痛みをやわらげ、炎症を抑えるお薬です。

SP トローチ 0.25mg「明治」（1錠）
喉が痛いとき　14 回分
喉が痛いときに使用。1日6回の吸収が必要な場合。長時間の感染
予防をする抗菌薬のトローチです。

注）薬品の塗布（外用）、内服薬は1日量、頓服は1回量、外用は
全量を表示しています。
注）上記薬品等は、実際の薬と外観が異なる場合があります。

何か異常がありましたら、医師、薬剤師にご連絡下さい。
にしほう総合病院
東京都千代田区○○ 1-1
TEL　03-0000-0000

上記文字起こしした文章のうち下線部分が誤っている箇所です。しかし、一から入力するよりはたたき台のテキスト化した文章を提示されるだけでも、時間短縮につながるはずです。患者が持参したお薬手帳をコピーし、それを元に電子カルテに入力する手間が軽減されることになります。

　3つの生成AIで文字起こしの精度を比較してみました。

文字起こしが誤っている箇所数（1文に複数ある場合は1つと算定）

ChatGPT-4o	Claude 3.5 Sonnet	Gemini 1.5 Pro
4個	3個	3個

　誤っている個数にそれほど違いはありませんが、Claude 3.5 Sonnet、Gemini 1.5 Pro は軽微な誤りにとどまっています。

（2）手書きの紹介状
　では、手書きの紹介状を文字起こししてみましょう。
　先ほどの写真ファイルは PNG 形式でしたが、今度は JPEG ※ 形式の写真になります。

　※ 画像ファイル形式のひとつ。Joint Photographic Experts Group の略語。表現できる色の種類が 1670 万色と多彩で、写真など多くの色を必要とする画像に向いている。

診療情報提供書

※医師からの他診療所又は病院の医師への紹介を兼ねた診療情報提供書です。

2024 年 5 月 16 日

谷山　病院・診療所　医院・クリニック　　　科 加藤 太一 先生

医療機関名　東京総合病院
所 在 地　東京都中央区八丁堀5-5
電話番号　08-123X-567X
医師氏名　谷口 次郎

下記の患者さまを紹介しますので、よろしくお願いいたします。

フリガナ	オサ エイイチロウ	職 業	公認会計士
患者氏名	長 英一郎		
住 所	東京都台東区浅草橋9-8	電話	
生年月日	明・大・昭・平 40 年 4 月 23 日生 (47 歳)		男・女
紹介目的	軽快退院のご報告 及び今後の継続加療		
主 訴 および現病名	肺炎（発熱、悪寒、咽頭痛）		
既往歴 および家族歴	家族性コレステロール血症 WPW症候群		
治療経過 および 主要検査成績	2024年5月6日に貴院からのご紹介にて当院に入院された患者様です。胸部X-P・CTにおいて右下葉の肺炎、一部無気肺が認められました。入院時は体温38.7℃、CRP12.0。翌日は更に体温が上がりましたが、治療により下がりました。また、画像診断の結果、肺炎も消失しております。		
現在の処方	バセトシンカプセル250mg 3C 分3 7日分 ※貴院からのお薬は、ニサアスピリンのみ服用継続しております。		
患者に関する 留意事項			
添付資料	なし・X-P・内視鏡フィルム・検査データ・ECG・ その他 ( )		
備 考			

診療情報提供書（手書き文書）

第 1 章　医療現場での生成 AI の最新事情

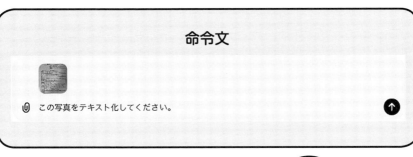

インターネット上にあった診療情報提供書を私のほうで若干アレンジして手書きしています。これを ChatGPT-4o に文字起こししてもらいます。

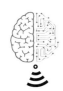
ChatGPT

診療情報提供書

※医師からの他診療所又は病院の医師への紹介を兼ねた診療情報提供書です。

日付：2024 年 5 月 16 日

病院・診療所：信山 科：内科 医師：加藤大二先生

医療機関名：東京総合病院
所在地：東京都中央区八丁堀 5-5
電話番号：03-1234-5678
医師氏名：佐々木次郎

患者さまを紹介しますので、よろしくお願いします。

フリガナ：ナガイチロウ
患者氏名：長井一郎
職業：公認会計士
住所：東京都台東区浅草橋 9-8
性別：男
生年月日：昭和 40 年 4 月 23 日（満 59 歳）

紹介目的：
軽度運動負荷で前胸部から左側にかけての雑音 70 歳

主訴および現病歴：
肺炎（発熱、咳嗽、胸部痛）

既往歴および家族歴：
家族性コレステロール血症
WPW 症候群

治療経過および主な検査結果：

2024 年 5 月 6 日に貴院からの紹介により当科に入院された患者です。胸部 XP・CT において右下葉の肺炎。一部吸気所がみられましたが、入院時体温 38.9°C、CRP12.0。認可があり抗菌薬投与開始後、治療経過は良好でした。また、画像診断の結果、肺炎は消失しております。

現在の処方：
パントシンカプセル 50mg 3 回 3 日分
次回使う薬は、ナファモゾリンの外用剤継続しております。

患者に関する留意事項：
なし

添付資料：

X-P・内視鏡フィルム
検査データ
ECG
備考：
その他

同様に、上記文字起こしした文章のうち下線部分が誤っている箇所です。前述のお薬手帳と比較すると誤っている箇所が多くなっています。やはり手書き部分の誤りが目立っています。手書き文書のテキスト化は現段

階では実用的ではなさそうです。

　お薬手帳や診療情報提供書を ChatGPT 等によりテキスト化しても、それを電子カルテと接続すること自体が困難であることが想定されます。クラウド型の電子カルテであればインターネットを通じて連携できますが、オンプレミス型の電子カルテの場合は生成 AI でテキスト化した文章を電子カルテに貼り付けるのは多額の接続コストがかかるはずです。

（3）都道府県公開の財務諸表

　その意味では、インターネットに接続している事務系の業務のほうが生成 AI 活用の場面が多いでしょう。そこで、事務系の業務で写真テキスト化をしてみます。まずは、都道府県で公開されている某医療法人の財務諸表（PNG 画像形式）をもとに財務分析をします。

貸　借　対　照　表						
（令和5年3月31日現在）						
						（単位：千円）
資　産　の　部			負　債　の　部			
科　　　目	金　　額		科　　　目		金　　額	
I　流　動　資　産	48,495		I　流　動　負　債		53,777	
II　固　定　資　産	88,086		II　固　定　負　債		30,000	
1　有形固定資産	25,130		負　債　合　計		83,777	
2　無形固定資産	57		純　資　産　の　部			
3　その他の資産	62,899		科　　　目		金　　額	
			I　資　本　金		100	
			II　資　本　剰　余　金		0	
			III　利　益　剰　余　金		52,704	
			IV　評価・換算差額等		0	
			純　資　産　合　計		52,804	
資　産　合　計	136,581		負債・純資産合計		136,581	

某医療法人の貸借対照表

命令文

流動比率、自己資本比率を算定し、財務上のコメントをお願いします。いずれも比率は%表示でお願いします。

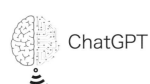 ChatGPT

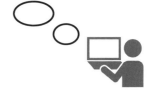

比率の計算結果

流動比率：90.18%

自己資本比率：38.66%

財務上のコメント

流動比率（Current Ratio）

　流動比率は、企業が短期の負債をどれだけ簡単に支払えるかを示す指標です。一般に、流動比率が100%を下回る場合、短期的な負債の支払い能力に懸念が生じます。今回の流動比率は90.18%であり、流動負債に対する流動資産の割合が低いことを示しています。これは、短期的な資金繰りに課題がある可能性を示唆しています。

自己資本比率（Equity Ratio）

　自己資本比率は、企業がどれだけの資産を自己資本で賄っているか

を示す指標です。一般に、自己資本比率が高いほど、企業の財務基盤が強固であるとされます。今回の自己資本比率は 38.66% であり、これは企業が約 38.66% の資産を自己資本で賄っていることを示しています。この数値は、企業の財務基盤が比較的安定していることを示しています。

全体として、企業は短期的な資金繰りに注意を払う必要があり、流動資産の増加や流動負債の削減を検討することが望まれます。一方で、自己資本比率は比較的良好な水準にあるため、長期的な財務安定性については一定の評価ができます。

検算してみましたが、流動比率、自己資本比率ともに計算は正しいです。**以前の ChatGPT は計算が苦手でしたが、ChatGPT-4o は計算能力が改善されているようです。**また、財務上のコメントも公認会計士と引けを取らないレベルです。

財務分析をさせる場合の注意点ですが、PDF 形式のファイルだと数値を正確に読み取らないことがあるので、PNG や JPEG などの画像形式にするといいでしょう。私の場合は、該当する PDF の財務諸表をスクリーンショットして画像形式に変換しています。

(4) 財務諸表の前期比較
では、複数の PNG ファイルを Claude 3.5 Sonnet にアップロードし、分析をしてもらいます。ファイルは、とある A 医療法人の令和 3 年度、令和 4 年度の損益計算書になります。前期比較で数値がどのように推移して

いるか表にしてもらいます。

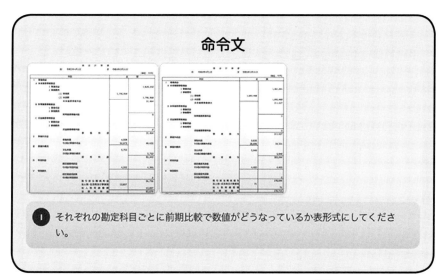

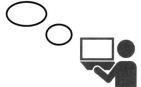

以下に、2つの会計年度の損益計算書の比較を表形式でまとめました。

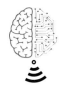

Claude

科目	令和3年度	令和4年度	増減
事業収益	1,828,432	1,481,041	-347,391

事業費用	1,796,968	1,692,468	-104,500
本来業務事業利益/損失	31,464	-211,427	-242,891
事業外収益	66,632	34,331	-32,301
事業外費用	5,753	5,948	+195
経常利益/損失	92,343	-183,044	-275,387
特別利益	4,393	4,400	+7
特別損失	0	0	0
税引前当期純利益/損失	96,736	-178,644	-275,380
法人税・住民税及び事業税	13,657	71	-13,586
当期純利益/損失	83,079	-178,715	-261,794

損益計算書前期比較

この表から、以下のような主な変化が見られます：

1. 事業収益が約 3 億 4,739 万円減少
2. 事業費用も約 1 億 450 万円減少しているが、収益の減少幅のほうが大きい
3. 本来業務事業が利益から損失に転じている
4. 経常利益も損失に転じており、約 2 億 7,539 万円の悪化
5. 当期純利益が大きく減少し、損失に転じている（約 2 億 6,179万円の減少）

　全体的に、令和 4 年度は前年度と比較して業績が悪化していることが分かります。特に収益の減少が顕著で、費用削減では相殺しきれていない状況です。

おそらく今まではそれぞれの損益計算書を見ながらExcelなどで入力しながら表を作っていたと思います。これが一瞬で前期比較の表を作ってくれ、しかもその分析もほぼ間違いがありません。**パソコンで入力された数字のテキスト化であればほぼ正確に読み取れるようになっています。**

　実は、このA医療法人は破産手続きの開始を申し立てています。損益計算書前期比較に加え、貸借対照表をアップロードすることで、破産になった原因を分析してもらいます。

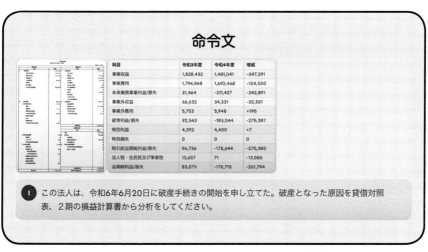

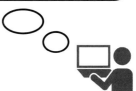

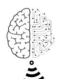 Claude

A：この法人の破産原因を貸借対照表と2期の損益計算書から分析すると、以下のような要因が考えられます：

1. 業績悪化：
- 事業収益が令和3年度から令和4年度にかけて大幅に減少（約3億4,700万円減）
- 本来業務の事業利益が赤字に転落（約2億4,300万円の悪化）
- 経常損益が黒字から大幅な赤字に（約2億7,500万円の悪化）

2. 財務状況の悪化：
- 流動負債（約5億2,500万円）が流動資産（約11億600万円）を大きく下回っており、短期的な支払能力に問題
- 短期借入金が約4億4,200万円あり、返済圧力が高い
- 純資産が約1億5,400万円と総資産（約11億5,500万円）の13.3%程度しかなく、財務基盤が脆弱

3. 固定費負担：
- 事業費用の削減（約1億450万円）が収益の減少に追いついておらず、固定費負担が重い

第 1 章　医療現場での生成 AI の最新事情　35

4. 累積損失：
- 繰越利益剰余金が約 9,700 万円の赤字となっており、過去からの
　損失が蓄積

　これらの要因が重なり、キャッシュフローが悪化し、債務返済が困
難になったことが破産申立ての主な原因と推測されます。特に業績の
急激な悪化と財務基盤の脆弱さが、会社の存続を困難にしたと考えら
れます。

　上記回答で唯一誤りがあったのは「流動負債（約 5 億 2,500 万円）が流
動資産（約 11 億 600 万円）を大きく下回っており、短期的な支払能力に
問題」の箇所です。流動負債が流動資産を大きく下回っている場合は、短
期的な支払能力には問題がないとされます。ただ、A 医療法人は、1 年以
内に返済しなければならない短期借入金が多くあるなど他の要因で短期的
な支払能力に問題が生じています。

　本事例では、決算書をアップロードして分析をしていますが、**月次試算
表を読み込ませて前期比較の表を作成し分析してもらうこともできます。**
細かな試算表の数値をすべて追っていくのではなく、ポイントだけを生成
AI が指摘してくれれば課題解決が早まるのではないでしょうか？
　なお、2024 年 7 月時点では Claude が ChatGPT よりも、より正確に数
字を読み取り、的確な財務分析をしています。

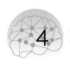 ## 4 事務部門の業務革命

(1) 議事録作成

病院での各種委員会や会議で作成される議事録。これが生成 AI を使うことにより大幅に作成時間を短縮することができます。ソフトや AI を活用した議事録の作成方法には大きく 2 種類あります。

① 録音データを文字起こしソフトでテキスト化し、生成 AI で議事録にする
② 録音データを直接生成 AI に読み込ませ議事録にする

②のほうが当然時間を短縮できますが、**2024 年 7 月現在録音データを直接生成 AI に読み込ませることができるのは前述の 3 つの生成 AI のうち Gemini 1.5 Pro のみです。**①の場合、Notta※などの文字起こしソフトを使う必要があり、文字起こしが終了するまでそれなりに時間がかかります。

※ Notta は音声認識と AI 要約機能を使って、音声を文字起こしや要約することができる。

	ChatGPT-4o	Claude 3.5 Sonnet	Gemini 1.5 Pro
①	〇	〇	〇
②	×	×	〇

各生成 AI の議事録作成の可否

第2章で甲斐さんへのインタビュー音声（54分）を議事録にしてみましょう。Gemini 1.5 Pro に録音データを読み込ませていきます。録音は、私の場合は iPhone の「ボイスメモ」というアプリを使っています。録音した後は「共有」→「Air Drop」とクリックし、自身のパソコンを選択することで、パソコンに録音データを移します。次に、「Google AI Studio」のページに入り、右上の設定から「Gemini 1.5 Pro」を選択します。

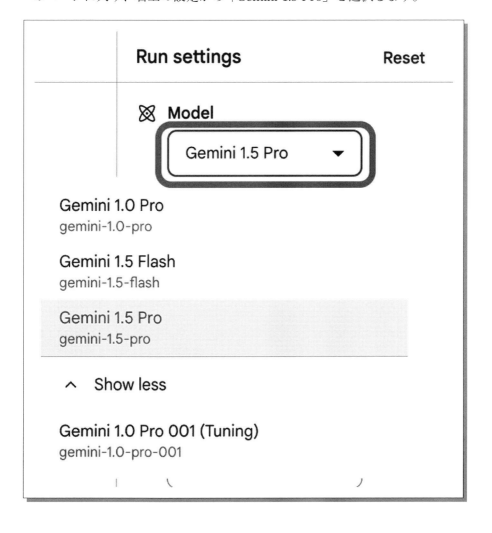

次に、音声ファイルをアップロードし、命令文を入力し、実行します。

私の場合、**議事録の作成を依頼する場合に、「マークダウン形式」**というキーワードをよく使います。マークダウン形式により、文章に見出しが付けられ、**箇条書きにされるため大変読みやすくなります。**

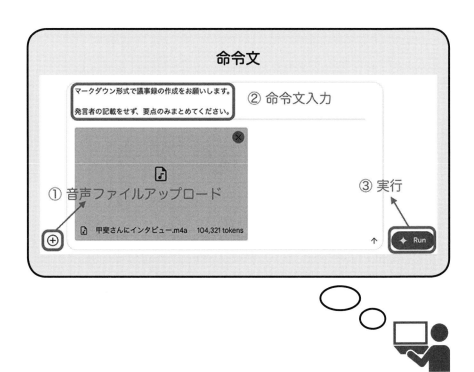

すると3分ほどで下記のような議事録が完成しました。

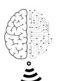 Gemini

議事録
- 株式会社農場人について説明。
  - 農業 × 情報 × 人材 の3つを掛け合わせた事業展開。
  - 個人農家をメインに、農業の持続可能なモデル作りを目指している。
  - 現在、実証実験段階。
  - コミュニティ形成を通して、農家の付加価値向上や新しい技術活用による収益化を目指している。
- コパイロットについて説明。
  - 6月18日に「コパイロットがよくわかる本」出版予定。
  - 出版の背景として、コパイロットの話題性再燃と、AIの進化に伴うコパイロットの重要性増加を挙げた。
  - コパイロットの具体的な使い方や利便性、課題を説明。
  - Microsoft 365 との連携が強み。
  - 現状、個人利用にはコスト面で課題あり。
- コパイロットと他の AI との比較について議論。
  - ChatGPT や Google ジェミニとの比較。
  - 無料版と有料版の機能比較。
  - 日本語対応について。
- コパイロットの活用事例を紹介。
  - ブラウザ版での利用方法説明。

- 旅行プラン作成、文章生成、資料作成など。
  - 共同編集機能について説明。
- AI活用事例として、画像生成について説明。
  - Stable Diffusion を使用。
  - フォートナイトの世界観をイメージした画像生成。
  - 日本語対応の課題と今後の期待。
- 議事録作成に関する今後の対応。
  - 今回の議論内容を基に議事録を作成。
  - コパイロットの使い方を分かりやすく説明するマニュアル作成。

　今回はとてもシンプルな議事録ですが、開催日時、参加者の名前、会議の目的などを命令文に入れれば、より一般的な議事録になります。また、人名や製品名などの固有名詞が誤っていたので、その修正依頼もしたいところです。そのため、命令文を追加してみます。

命令文

開催日時、参加者を議事録に追加してもらえますでしょうか？

・長英一郎が甲斐雄一郎さんに対しインタビューを実施
・5月24日9時半〜10時半まで

また、以下の誤字の修正もお願いします。

・農場人 → 農情人
・コパイロット → Copilot
・ジェミニ → Gemini

　こちらが、Gemini 1.5 Pro が修正してくれた議事録です。ほぼ、このまま完成版にしてもいいレベルです。**もう少し情報量を加えたい場合には「もう少し詳しく」と追加命令文を加える**とよろしいかと思います。また、**もう少し議事録の体裁を整えたい場合は「いい感じで修正して」と追加で命令**してもいいでしょう。

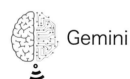

Gemini

議事録

開催日時：5月24日9時半～10時半

参加者：長英一郎、甲斐雄一郎

- 株式会社農情人について説明。
  - 農業 × 情報 × 人材 の3つを掛け合わせた事業展開。
  - 個人農家をメインに、農業の持続可能なモデル作りを目指している。
  - 現在、実証実験段階。
  - コミュニティ形成を通して、農家の付加価値向上や新しい技術活用による収益化を目指している。
- Copilotについて説明。
  - 6月18日に「Copilotがよくわかる本」出版予定。
  - 出版の背景として、Copilotの話題性再燃と、AIの進化に伴うCopilotの重要性増加を挙げた。
  - Copilotの具体的な使い方や利便性、課題を説明。
  - Microsoft 365との連携が強み。
  - 現状、個人利用にはコスト面で課題あり。
- Copilotと他のAIとの比較について議論。
  - ChatGPTやGoogle Geminiとの比較。
  - 無料版と有料版の機能比較。
  - 日本語対応について。

第 1 章　医療現場での生成 AI の最新事情　43

- Copilot の活用事例を紹介。
  - ブラウザ版での利用方法説明。
  - 旅行プラン作成、文章生成、資料作成など。
  - 共同編集機能について説明。
- AI 活用事例として、画像生成について説明。
  - Stable Diffusion を使用。
  - フォートナイトの世界観をイメージした画像生成。
  - 日本語対応の課題と今後の期待。
- 議事録作成に関する今後の対応。
  - 今回の議論内容を基に議事録を作成。
  - Copilot の使い方を分かりやすく説明するマニュアル作成。

議事録作成は時間がかかる割に、生産性が高くない業務です。生成 AI で削減できた時間を会議決定事項の実行などに充てたいところです。クライアントの病院では、生成 AI が作った議事録をさらに加工して、実行されたかどうかのチェックリストを作ってはどうかとの話がありました。今までは議事録作成で力尽きていた事務局が新たな仕事をすることが求められています。

(2) 日程調整

これは事務部門に限定したものではありませんが、アポイントをとるときに 3 者間や 4 者間となると日程調整に苦慮することがあります。「調整さん」のような日程調整の便利なソフトも出てきていますが、ソフトが使えない方もおられるので、受信メールをもとに日程調整を効率化してみます。

調整さん ホームページ

命令文

下記文章をもとに、日程をクロス表にして。○と×で表示をお願いします。

＞加藤さんのご都合は月曜日の午後2時から4時まで、火曜日の午前10時から正午まで、金曜日の午前中に限られています。火曜日の午後は遠方出張、金曜日の午後1時以降はすでに予定が入っております。

長さんは月曜日の午後2時から4時まで、水曜日の午前9時から11時まで、金曜日は終日可能です。水曜日の午後は出張のため参加できません。

森川さんのスケジュールは月曜日の午後3時から4時まで、火曜日の午後3時以降、木曜日の午前中が空いています。火曜日の午前中と金曜日は終日予定が入っています。

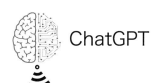

以下の文章に基づいて、加藤さん、長さん、森川さんのスケジュールをクロス表にして○と×で表示します。

時間帯	月曜日(14-16時)	火曜日(10-12時)	火曜日(15時以降)	水曜日(9-11時)	水曜日(午後)	木曜日(午前中)	金曜日(午前中)	金曜日(午後1時以降)
加藤さん	○	○	×	×	×	×	○	×
長さん	○	×	×	○	×	×	×	○
森川さん	○(15-16時)	×	○	×	×	○	×	×

　これにより月曜日の15時から16時が3人の都合が一番いいことが一目で分かります。**命令文のキーワードは「クロス表」です。行と列と異なる項目を入れることにより、その関係を視覚的に把握することができます。**

(3) 質問Bot

　人事部が人事労務に関する内容について職員から質問を受けることがあると思います。実は質問の大半は就業規則や給与規程を見れば分かるものだったりします。しかし、人事労務に関する規程は法人によっては100ページ近くになることもあり、職員側としても規程を調べるよりも担当者の方に聞いたほうが早いと考えがちです。とはいえ、人事部の職員数は限られており、すべての質問に答えるのは大変だったりします。

そこで、「人事労務質問Bot」を私が代表を務める東日本税理士法人で作ってみました。BotはChatGPTのGPTsで作っています。

GPTsは、ChatGPTの有料版加入者のみ作成することができます。一般的なChatGPTとは異なり、独自の条件をあらかじめ与えた上でその都度細かな命令文を作成しなくても、質問者の求める回答を出してくれます。

GPTsはまずChatGPTのページに入り、画面左の「Explore GPTs」をクリックします。

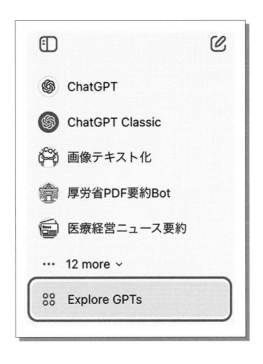

下記のような画面が出てくるので、右上の「＋Create」をクリックします。

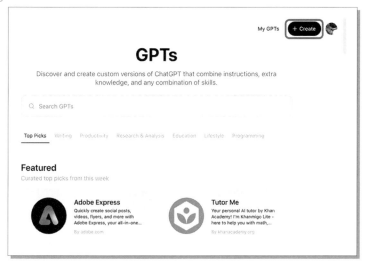

　左に下記のような画面が出てくるので、それぞれ入力していきます。

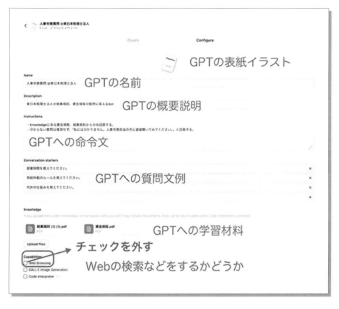

特に GPTs 作成で重要になってくるのが「Instructions」（GPT への命令文）です。この命令文次第で GPT の完成度が変わってきます。

人事労務質問Botの場合、以下のような「Instructions」にしています。

・**Knowledge にある賃金規程、就業規則からのみ回答する。**
・**分からない質問は推測せず、「私には分かりません。人事労務担当の方に直接聞いてみてください。」と回答する。**

あらかじめ「Knowledge」にアップロードした賃金規程、就業規則の PDF からのみ回答するようにしています。賃金規程、就業規則にないような質問がきた場合、インターネットで検索して回答する場合もあり得るので、「Capabilities」の「Web Browsing」のチェックボックスを外すことで、インターネットの検索をしないようにできます。

嘘をつくリスクを減らすために、分からない質問には「私には分かりません。人事労務担当の方に直接聞いてみてください。」と回答するように求めています。

このような基礎設定を終えた後、右上の「Create」をクリックすると、公開設定画面が出てきます。ここが最も重要です。

法人内部のみで共有して使う場合は「Anyone with the link」を選びます。作成者自身のみが使う場合は「Only me」を選び、一般公開したい場合は「GPT Store」を選択します。

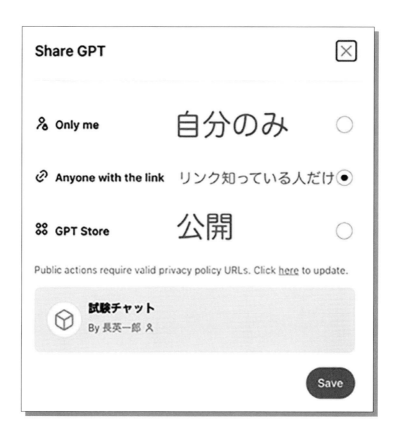

　「Save」をクリックすると、世界で一つしかない自身で作成したGPTが起動します。

　人事労務質問Botのトップ画面です。質問文例にある「就業時間を教えてください。」をクリックしてみます。

すると、しっかりと就業規則の中から回答をしてくれています。もちろん質問例以外の内容でも入力することができます。

この回答が実際の就業規則のどこに記載されているのかを知りたい場合は、追加で質問をします。

> 就業規則の第何条に記載がありますか？

 就業時間は、就業規則の第19条に記載されています。

就業規則の第19条には確かに就業時間についての記載がありました。

GPTsは法人内のPDFを学習させ、そこから限定的に回答をさせるという点ではとても優れているのですが、アップロードするPDFの数が多くなると回答の精度が落ちてしまうという欠点を有しています。上記人事労務Botでは、あえて賃金規程と就業規則の2種類のみを読み込ませており、回答の精度を上げています。

また、GPTsを患者向けBotで使うことも考えられますが、誤った回答をしてトラブルになることもあり得るので、回答の精度が高まるまでは法人内のみで使ったほうがいいでしょう。

(4) 情報検索
おそらく読者の大半の方は分からないことがある場合、Google検索を使われているかと思います。しかし、**Google検索では自身が求めている情報にすぐにたどり着くとは限りません**。参照となるホームページをいくつか提示してくれるものの、最近では企業広告のページが多く占め、結局疑問点の解消につながらないということがあります。

例えば、アクセスを検索する時にGoogle検索では時間がかかります。「今年京都で開催される全日病学会で京都駅からのアクセスを知りたい」という場合、どうするでしょうか？

　Google検索の場合、まず「全日病学会　京都」と検索し、全日本病院協会のホームページにアクセスし、学会のページから会場を確定します。会場の住所をコピーし、Googleマップで経路を調べるというのが通常かと思います。

　これをPerplexityというサイトを使うと一気に京都の全日病学会会場までのアクセスを知ることができます。

　使い方はChatGPTやClaudeと同じく、質問文を入力するだけです。

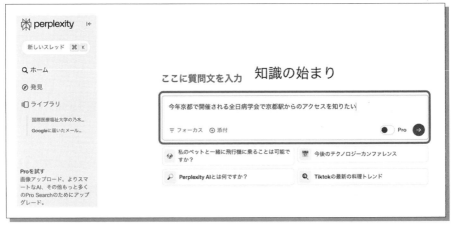

（Perplexityのトップページ）

第 1 章　医療現場での生成 AI の最新事情

> **命令文**
> 今年京都で開催される全日病学会で京都駅からのアクセスを知りたい

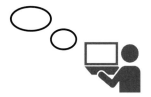

　すると、下記のような回答があります。**他の生成 AI と異なるのは、引用元ホームページが掲載されており、もっともらしい嘘をつく可能性が低くなっています。** 実際、今年（2024 年）の全日病学会は 9 月 28 日〜 29 日までの開催であり、会場は「国立京都国際会館」で間違いがありません。

Perplexity

今年京都で開催される全日病学会で京都駅からのアクセスを知りたい　　引用元ホームページが掲載

ソース

| 「第65回全日本病院学会in京都」の演題募集を開始... khosp.or・1 | 全日本病院学会｜公益社団法人全日本病院協会 ajha.or・2 | 第30回日本慢性期医療学会【2022年11月17日... site2.convention・3 | 2件をもっと見る |

> **✿ 回答**
>
> 今年の「第65回全日本病院学会in京都」は、2024年9月28日（土）と29日（日）に国立京都国際会館で開催されます [1] [2] [4]。
>
> **京都駅から国立京都国際会館へのアクセス**
>
> 1. **地下鉄:**
>   - 京都駅から地下鉄烏丸線に乗車し、「国際会館駅」で下車します。所要時間は約20分です。
>   - 国際会館駅から国立京都国際会館までは徒歩約5分です [3] [4]。
> 2. **バス:**
>   - 京都市バスまたは京都バスを利用し、「国際会館駅前」バス停で下車します。バス停から国立京都国際会館までは徒歩約5分です [3] [4]。

　別のケースですが、社会福祉法人の定款変更について Perplexity に聞いたことによりすぐ回答が得られたことがあります。質問文は「社会福祉法人で定款変更を行う場合、理事会では3分の2以上の同意は必要ですか？」です。これは、法令や定款には答えがなく、市の担当者から口頭のみで見解が出ているという状況です。

　Google 検索で調べても、なかなか根拠文書にはたどり着きません。これが Perplexity だと「社会福祉法人制度改革の施行に伴う定款変更に係る事務の取扱いについて」に記述があるとすぐに回答がきます。

第 1 章　医療現場での生成 AI の最新事情

  5 実演！診療情報提供書などの作成

（1）診療情報提供書、入院診療計画書、退院療養計画書の作成

　では、ここからは診療録のサンプルを用いて診療情報提供書、入院診療計画書、退院療養計画書を Claude 3.5 Sonnet に作ってもらいます。なお、**実務上は電子カルテデータをインターネットに接続する Claude にコピー＆ペーストすること自体が制限されているかと思います**。ただ、将来的に電子カルテに生成 AI 機能が実装されることもあり得るので、数年後の生成活用のイメージとして紹介させていただきます。診療録は、インターネットに公開されていた平成 25 年度文部科学省委託事業　医師事務作業補助者問題集〈上級編〉〈中級編〉からになります。

上級編 　　中級編

　まずは、安川源さんという患者さんが池中総合病院に入院されていましたが、退院となり紹介元の小川クリニックへ紹介することになりました。紹介時の診療情報提供書について、Claude 3.5 Sonnet が作成します。

　Claude には、診療録の他、診療情報提供書のサンプルも併せて PDF によりアップロードした上で「池中総合病院に入院されていた患者を小川クリニックに紹介します。診療情報提供書の作成をお願いします。」との命令文を入力します（59 ページ参照）。

※ P56 〜 58 の「診療録」「診療情報提供書」は平成 25 年度文部科学省委託事業　医師事務作業補助者問題集〈中級編〉　http://www.jenc.co.jp/h25_fukkou_touhokuhoken/h25_mondai_tyuukyu_4.pdf より許可を得て転載．

過 有 軟 症 無			診　療　録					

公費負担者番号					保険者番号	0 6 1 3 1 3 2 4
公費負担医療の 受給者番号						

					記号・番号	10・135
受	氏　名		安川 源		有効期限	平成　年　月　日
	生年月日	明大昭平40年　4月23日　男・女			被保険者氏名	
診	住　所	東京都台東区浅草橋9-9-9 電話 03-○○○○-○○○○		事業所	資格 取得	昭・平　年　月　日
					所在地	
					名　称	
者	職　業	会社員	被保険者 との続柄	本人	保険者	所在地
						名　称

傷　病　名	職務	開　始	終　了	転　帰	期間満了予定日
肺炎	上・外	25年 2月 19日	25年 2月 26日	治ゆ・死亡・中止	年　月　日
	上・外	年 月 日	年 月 日	治ゆ・死亡・中止	年　月　日
	上・外	年 月 日	年 月 日	治ゆ・死亡・中止	年　月　日
	上・外	年 月 日	年 月 日	治ゆ・死亡・中止	年　月　日

既往症・原因・主要症状・経過等	処　方・手　術・処　置　等
家族性コレステロール血症にて通院中の小川クリニックから紹介。 2月15日　KT38.2℃、悪寒・咽頭痛あり 　小川クリニックにて薬を処方 　　※ロキソニン錠　3T 　　メチスタ錠500mg　3T 　　ケイサミン錠　3T 　　セファレキシンカプセル　3C　　分3×4日分 2月19日　KT38.7℃ 　画像診断の結果、浸潤影を認め肺炎と診断 　池中総合病院に入院予定で紹介 ・既往歴 　WPW症候群（カテーテルアブレーション施行済） 　家族性コレステロール血症 　　マイバスタン錠5mg　2T　　分2 　　ニチアスピリン錠　1T　　分1　　（2月分処方済み）	医療機関名：池中総合病院 住所：東京都中央区八丁堀5-5-5 電話番号：03-○○○○-○○○○ 医師：谷口 透 医療機関名：小川クリニック 住所：東京都台東区浅草橋8-8-8 電話番号：03-○○○○-○○○○ 医師：上田 直樹

傷　病　名	労務不能に関する意見		入　院　期　間
	意見書に記入した労務不能期間	意見書交付	
	自　月 至　月	日間 年　月　日	自　月 至　月 日間
	自　月 至　月	日間 年　月　日	自　月 至　月 日間
	自　月 至　月	日間 年　月　日	自　月 至　月 日間

業務災害又は通勤災害の疑いがある場合は、その旨		
備 考		公費負担者番号	
		公費負担医療の 受給者番号	

既往症・原因・主要症状・経過等	処方・手術・処置等
25.2.19 KT38.7℃　BP118/73　　P105　　SpO₂94% 咳嗽（＋）　頻呼吸（−）　　ラ音（−） WBC6800　　CRP12.0 画像診断の結果、右下葉に肺炎、一部無気肺 小川クリニックで処方された薬は、ニチアスピリンのみ 服用 　　　　　　　　　　　　　　朝・昼・夕　通常食	25.2.19 B-末梢血液一般 B-CRP ECG（12） 胸部デジタルX-P（画像記録用四ツ切　2枚） 胸部CT（画像記録用四ツ切　2枚） S-M、培 点滴−　┌ ブランジン注用2g　2瓶 　　　　│　　ソリタ-T3号輸液500mL　2瓶 　　　　└　　ビソルボン注　2A Rpテプレノンカプセル　3C 　　　アントブロンLカプセル　3C 　　　シスダイン錠500mg　3T　　　　分3×5日分
25.2.20 KT39.2℃　BP127/85　　P110　　SpO₂95% 引き続き点滴を行い、様子をみる。 　　　　　　　　　　　　　　朝・昼・夕　通常食	25.2.20 点滴　do
25.2.21 KT38.0℃　BP115/80 CRP10.6 　　　　　　　　　　　　　　朝・昼・夕　通常食	25.2.21 点滴　do B-CRP
25.2.22 KT37.6℃　BP116/83 　　　　　　　　　　　　　　朝・昼・夕　通常食	25.2.22 点滴　do
25.2.23 KT37.2℃　BP120/85 　　　　　　　　　　　　　　朝・昼・夕　通常食	25.2.23 点滴−　┌ ブランジン注用2g　2瓶 　　　　│　　ソリタ-T3号輸液500mL　1瓶 　　　　└　　ビソルボン注　2A
25.2.24 KT37.0℃　BP120/83 　　　　　　　　　　　　　　朝・昼・夕　通常食	25.2.24 点滴　do
25.2.25 KT36.8℃　BP118/78 CRP0.2 画像診断の結果、肺炎消失 咳、痰減少、このまま落ち着いていれば明日退院 　　　　　　　　　　　　　　朝・昼・夕　通常食	25.2.25 B-CRP 胸部デジタルX-P（画像記録用　四ツ切2枚） S-M、培
25.2.26 予定通り本日退院 退院時処方 小川クリニックへ、入院中の報告及び今後の治療に ついて診療情報提供書作成	25.2.26 Rpバセトシンカプセル250mg　3C　　分3×7日分

診療情報提供書

※医師からの他診療所又は病院の医師への紹介を兼ねた診療情報提供書です。

年　　　月　　　日

病院・診療所
医院・クリニック　　　　　　　科　　　　　　　　先生

医療機関名	
所 在 地	
電 話 番 号	
医 師 氏 名	

下記の患者さまを紹介しますので，よろしくお願いいたします。

フリガナ 患者氏名		職　業	
住　　　所		電　話	
生年月日	明・大・昭・平　　　　年　　月　　日生（　　　　歳）	男　・　女	
紹介目的			
主　断 および現病名			
既往歴 および家族歴			
治療経過 および 主要検査成績			
現在の処方			
患者に関する 留意事項			
添付資料	なし・X－P・内視鏡フィルム・検査データ・ECG・ その他（　　　　　　　　　　　　　　　　　　　　　　　）		
備　考			

第1章　医療現場での生成AIの最新事情

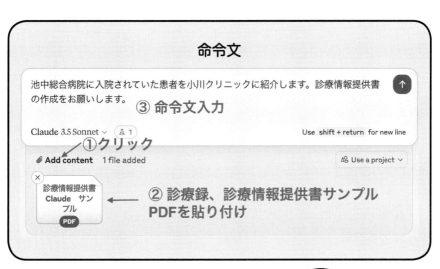

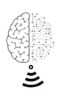
Claude

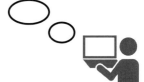

　池中総合病院から小川クリニック 上田直樹先生宛の診療情報提供書を以下のように作成しました。

　診療情報提供書

　小川クリニック 内科 上田直樹先生

　平成25年2月26日
　医療機関名：池中総合病院

所在地：東京都中央区八丁堀 5-5-5

電話番号：03- ○○○○ - ○○○○

医師氏名：谷口 透

患者氏名：安川 源（ヤスカワ ゲン）

住所：東京都台東区浅草橋 9-9-9

電話：03- ○○○○ - ○○○○

生年月日：昭和 40 年 4 月 23 日生（48 歳）

性別：男

職業：会社員

傷病名：

1. 肺炎（治癒）

2. 家族性高コレステロール血症

3. WPW 症候群（カテーテルアブレーション施行済）

紹介目的：

肺炎治療後のフォローアップ及び家族性高コレステロール血症の継続治療のため

既往歴・家族歴：

家族性高コレステロール血症、WPW 症候群（カテーテルアブレーション施行済）

症状経過及び検査結果：

2 月 19 日に 38.7℃ の発熱、咳嗽を認め、胸部 X 線検査で右下肺野

に浸潤影を認めたため、肺炎と診断。入院加療を行った。抗菌薬投与と補液により症状は改善し、2月25日の胸部X線検査で肺炎像は消失した。CRPは12.0から0.2まで低下した。

治療経過：
セフトリアキソンナトリウム点滴静注、アジスロマイシン内服による抗菌薬治療を行った。補液も併用した。現在は解熱し、咳嗽・喀痰も消失している。

現在の処方：
マイバスタン錠5mg 2錠 分2（高コレステロール血症に対して）
ニチアスピリン錠1錠 分1（2月分処方済み）

備考：
肺炎は治癒したが、引き続き高コレステロール血症のフォローアップをお願いします。

添付資料：
胸部X線写真、血液検査データ

以上、宜しくお願い申し上げます。肺炎の再発がないかフォローしていただくとともに、家族性高コレステロール血症の定期的な検査と治療の継続をお願いいたします。ご不明な点がありましたらご連絡ください。

Claude の回答を見ると、診療情報提供書の作成で役に立ちそうな要約は、「症状経過及び検査結果」になります。患者氏名や住所等は、コピーペーストで対応できそうですし、電子カルテメーカーによっては、作成したい定型文書を開いた時点で、患者さんの ID や氏名、年齢、住所等の基本情報の転記は自動で完了しています。

　次に、入院診療計画書と退院療養計画書の作成も Claude 3.5 Sonnet にお願いしてみます。

　これも同様に、診療録の他、入院診療計画書、退院療養計画書のサンプルをアップロードした上で命令文を作成します。入院基本料の算定要件として入院診療計画の策定が含まれています。**入院診療計画書のうち「その他（看護・リハビリ等の計画）」がワンパターンにならないように生成 AI にアレンジをしてもらいます。**

※ P63 ～ 66 の「診療録」「入院診療計画書」「退院療養計画書」は平成 25 年度文部科学省委託事業
医師事務作業補助者問題集＜上級編＞http://www.jenc.co.jp/h25_fukkou_touhokuhoken/h25_text_
jyoukyu_4.pdf より許可を得て転載.

診　療　録

過敏症 有・無		

公費負担者番号					
公費負担医療の受給者番号					

保険者番号	0	1	1	3	4	5	6	7

	記号・番号	
	有効期限	平成　年　月　日

受診者	氏　名	桜井　晴人
	生年月日	明大昭平 2年 1月21日 男・女
	住　所	東京都国立市東9-8-7　電話 042-501-6543
	職　業	会社員 |被保険者との続柄| 本人

被保険者氏名	
資格取得	昭・平　年　月　日
事業所 所在地	
所有者 名称	
保険者 所在地	
名称	

傷　病　名	職務	開　始	終　了	転　帰	期間満了予定日
虫垂炎	上・外	26年 11月17日	年　月　日	治ゆ・死亡・中止	年　月　日
	上・外	年　月　日	年　月　日	治ゆ・死亡・中止	年　月　日
	上・外	年　月　日	年　月　日	治ゆ・死亡・中止	年　月　日
	上・外	年　月　日	年　月　日	治ゆ・死亡・中止	年　月　日

既往症・原因・主要症状・経過等	処方・手術・処置等
26.11.17 夜中2時30分頃から心窩部痛、その後右下腹部へ移動。 段々痛みが強くなったため、4時頃緊急外来にて受診。 右下腹部に強い圧痛、筋性防御あり 4時20分～検査、画像診断施行 X-P：イレウスなし　　CT：異状なし 白血球：13,400　CRP：6.0 KT37.2℃　　嘔吐5回 診察の結果虫垂炎と判断。緊急入院。 既往歴：なし　　入院歴：なし　　手術歴：なし 看護師と共同して入院診療計画を策定し、 文書を交付して説明。 手術同意書を貰う。 4時50分～　虫垂切除術施行 術後痛みを訴えたため、鎮痛剤注射。 禁食 麻酔前の診察：問題なし（麻酔科医／朝野　智宏）	26.11.17 U-検 B-末梢血液一般、ESR B-CRP B-AST、ALT、LD、BUN、Crea、Na、Cl、K、Amy、BS B-HBs抗原定性、HCV抗体定性 腹部デジタルX-P（画像記録用大角3枚） 腹部CT（画像記録用大角3枚） 浣腸（グリセリン浣腸「オオタ」60） 腰椎麻酔（4:45～5:15） 　　硫アト　1mL 　　ペルカミンエス　3mL 点滴　┌ 5%G　500mL 　　　├ ラクテックG　500mL 　　　├ トランサミン注5%　5mL 　　　└ ベントシリン注射用　1.0 腹腔鏡下虫垂切除術（虫垂周囲膿瘍を伴わない） 　　イソジン液100mL iM　ペンタジン注射液30mg1A

傷　病　名	労務不能に関する意見		入院期間
	意見書に記入した労務不能期間	意見書交付	
	自　月　至　月　日間	年　月　日	自　月　至　月　日間
	自　月　至　月　日間	年　月　日	自　月　至　月　日間
	自　月　至　月　日間	年　月　日	自　月　至　月　日間

業務災害又は通勤災害の疑いがある場合は、その旨	

備考	○○棟△△階×××号室入院	公費負担者番号					
		公費負担医療の受給者番号					

既往症・原因・主要症状・経過等	処方・手術・処置等
26.11.18 創部異状、出血、イレウス、吐気（−） 昨日よりは痛みは治まってきた 朝・昼5分がゆ、夕7分がゆ ガス自兔（＋） 白血球：10.200　　CRP：3.3	26.11.18 iM　ペンタジン注射液15mg1A 術後創傷処置「1」 点滴 ⌈ 5%G　500mL 　　⌊ ペントシリン注射用 1.0（朝、夕2回） B-末梢血液一般、CRP
26.11.19 創部異状なし、疼痛（−） 3食常食 白血球：7.400　　CRP:0.7	26.11.19 処置　do 点滴　do 検査　do
26.11.20 創部異状なし、疼痛（−） 3食常食 白血球：7.200　　CRP：0.2	26.11.20 処置　do 点滴　do 検査　do
26.11.21 創部異状、疼痛（−） 3食常食 白血球：7.100　　CRP:0.1 明日退院予定、退院後の生活について指導。 →急に無理をしたりせず、様子を見ながら徐々に 　動くようにする。	26.11.21 処置　do 点滴　do 検査　do
26.11.22 創部異状なし、予定通り本日退院。 朝のみ常食 退院後は外来にて診療継続。（担当：笠井） 次回1週間後来院。	26.11.22 処置　do Rp ロキソニン60mg錠　3T 　　ケフレックスカプセル250mg 3C 3分 ×7TD 　　（退院時処方） 　　医療機関名：高沢総合病院 　　住所：東京都新宿区西新宿1001 　　電話番号：03-○○○○-○○○○ 　　医師：笠井 顕良（外科） 　　　　　朝野 智宏（麻酔科）

第1章　医療現場での生成AIの最新事情　　65

入院診療計画書

※入院治療を行うにあたり、その施設で当該疾患の診療における
診療行為の内容についての計画書です。

_____様

入院年月日	年　　　月　　　日
病棟・病室	棟　　　　　階　　　　　　　号室
主病名その他 考え得る病名	
症　　状 主　　訴	
治療計画	☐ 保存療法　　　☐ 教育入院　　　☐ 経過観察 ☐ 精　査　　　☐ 手　術　　　☐ 理学療法 ☐ その他（　　　　　　　　　　　　　　　　　　　）
検査予定	☐ Ｃ　Ｔ　　　☐ ＭＲＩ　　　☐ 血管撮影 ☐ 心カテ　　　☐ 内視鏡　　　☐ 超音波 ☐ その他（　　　　　　　　　　　　　　　　　　　）
手術予定	
推定入院期間	およそ　　　　　　　日・週間・カ月
医師以外の 関連職種	職　種　　　　　　　氏　名
その他（看護 ・リハビリ等 の計画）	

＊病名等は、現時点で考えられるものであり、今後検査等を進めていくにしたがって変わり得るものであります。
＊入院期間については、現時点で予想されるものです。

　　　　　年　　　月　　　日

　　　　　　　　　　　　　　　　　_____科　医師_____　印

退院療養計画書

(患者氏名)　　　　　　殿

平成　　年　　月　　日

病棟 (病室)	
主治医外の担当者名	
予想される退院日	
退院後の治療計画	
退院後の療養上の留意点	
退院後必要となる 保健医療サービス 又は福祉サービス	
そ の 他	

注)　退院日等は、現時点で予想されるものである。

(主治医氏名)　　　　　　印

第 1 章　医療現場での生成 AI の最新事情

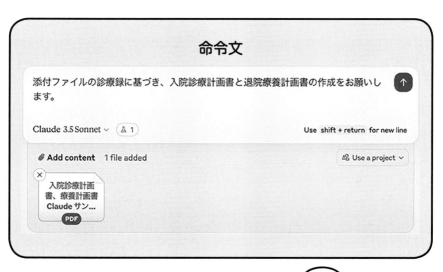

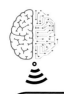 Claude

　了解しました。添付の診療録を基に、入院診療計画書と退院療養計画書を作成します。

入院診療計画書
患者氏名：桜井 晴人 様
入院年月日：平成 26 年 11 月 17 日
病棟・病室：○○棟△△階×××号室
主病名その他考え得る病名：虫垂炎
症状：右下腹部痛、筋性防御、嘔吐

手術予定：腹腔鏡下虫垂切除術

推定入院期間：およそ5日間

治療計画：緊急手術、術後管理、抗生剤投与

検査予定：血液検査、腹部X線、腹部CT

医師以外の関連職種：看護師

その他（看護・リハビリ等の計画）：術前術後の看護ケア、疼痛管理、リハビリ

退院療養計画書

患者氏名：桜井 晴人 殿

病棟：○○棟△△階 ×××号室

予想される退院日：平成26年11月22日

退院後の治療計画：外来にて診療継続（担当医：笠井医師）、抗菌薬内服

退院後の療養上の留意点：

・急に無理をしたりせず、様子を見ながら徐々に動くようにする

・1週間後に外来受診

退院後必要となる保健医療サービス又は福祉サービス：特になし

その他：

　以上が、添付の診療録を基にした入院診療計画書と退院療養計画書になります。

　患者情報や治療方針、退院後の留意点などの要点を押さえてまとめました。

　ご確認の上、必要な修正等ありましたらお知らせください。

第 1 章　医療現場での生成 AI の最新事情

　入院診療計画書のうち「その他（看護・リハビリ等の計画）」の文章量が少なかったので、追加質問してみます。

> **命令文**
> 　入院診療計画書のうち「その他（看護・リハビリ等の計画）」について詳しく記述をお願いします。

 Claude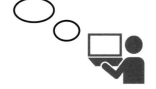

　かしこまりました。入院診療計画書の「その他（看護・リハビリ等の計画）」について、より詳しく記述いたします。

その他（看護・リハビリ等の計画）：

1. 術前看護
・術前オリエンテーション及び術前準備の説明
・バイタルサインの測定及び全身状態の観察
・術前投薬の実施
・術前腹部の皮膚清拭及び消毒

2. 術後看護
・バイタルサイン測定及び全身状態の観察

・疼痛の評価と疼痛コントロール
・術後合併症の予防と早期発見
・創部の観察とガーゼ交換
・輸液管理及び飲水・食事開始時の支援
・排尿・排便の確認とケア
・活動レベルに合わせた離床の援助

3. リハビリテーション
・術後1日目：ベッド上での可動域訓練、端座位練習
・術後2日目以降：病棟内歩行練習、ADL練習
・退院に向けての動作指導及び日常生活に関するアドバイス

4. 退院支援
・退院後の治療計画及び生活上の注意点の説明
・退院後の外来受診日程の確認
・退院時処方薬の説明
・病状及び治療に関する質問への対応

　看護師は上記の看護計画に基づき、患者の状態変化に留意しなが
ら、医師や他職種と連携し、安全で効果的な術前・術後管理を行いま
す。リハビリスタッフは、患者の早期離床と日常生活動作の獲得を目
指し、リハビリテーションを実施します。また、退院後の生活をス
ムーズに開始できるよう、退院支援を行います。

　以上、「その他（看護・リハビリ等の計画)」について詳しく記述い
たしました。ご確認ください。

第 1 章　医療現場での生成 AI の最新事情　71

　このように診療情報提供書などを Claude に作成してもらいましたが、インターネットへの接続が制限されているオンプレミス型電子カルテを使っている医療機関はどのように生成 AI 機能を使うのでしょうか？第 2 章でインタビューに応じていただいた恵寿総合病院、織田病院、谷田病院ではセキュリティーを確保しつつ、オンプレ電子カルテでありながら ChatGPT など生成 AI を使っています。生成 AI を使うアプローチは異なるものの、診療録の内容を要約し、診療情報提供書などの書類を作成する目的については同じになります。

（2）診察室の会話から診療録作成

　ここまで、作成された診療録を前提としていましたが、診察室の録音音声から診療録を作ってみます。先ほど議事録作成でご紹介した Gemini 1.5 Pro を使って私が診察を受けたときの医師との録音データから SOAP 形式の診療録を作成してもらいます。

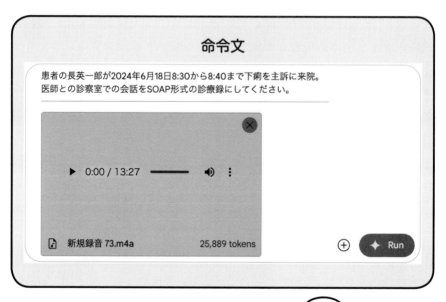

Gemini

診療録

患者氏名：長英一郎

診察日時：2024年6月18日8：30 - 8：40

主訴：下痢

現病歴：患者は6月12日から14日にネパールへ旅行し、6月14日にネパール滞在中にヨーグルトを食べた後、6月15日の朝から下痢が始まり、6月18日現在も続いているとのこと。便に血が混ざっている、または黒っぽい赤っぽいという症状はなし。

熱は一度だけ、6月17日に37.7度出たが、現在は出ていない。普段、ビオフェルミンを服用しているが、効果はなかった。ネパール滞在中は、ヨーグルト以外に生っぽい果物も食べたが、それ以外は気を付けていた。飲酒はビールを1杯のみ、喫煙はしない。ネパール滞在中は、トイレのために夜中に起きることはなかった。1日3-4回トイレに行っている。普段、下痢は1日で治ることが多いが、今回は長引いているとのこと。

　既往歴：10年前に胆嚢の手術。ケロイド体質。

　家族歴：特になし。

　アレルギー歴：特になし。

　現症：意識清明、歩行可、呼吸苦なし。腹痛は軽度。

　身体所見：腹部聴診：腸蠕動音正常。腹部触診：軽度圧痛を認める。

　検査：なし。

　S（主観的所見）：患者は下痢の症状を訴え、ネパール滞在中に食べたヨーグルトが原因ではないかと考えている。症状は1日3-4回の頻度で、下痢の期間が長いことが不安とのこと。

　O（客観的所見）：患者は意識清明、歩行可。呼吸苦なし。腹痛は軽度。腹部聴診では腸蠕動音は正常で、腹部触診では軽度圧痛を認める。

　A（評価）：患者の症状は、ネパール滞在中に摂取したヨーグルトが原因の可能性がある。ただし、他の原因も考えられるため、確定診断は難しい。下痢の頻度や期間から、食中毒、水質、体調不良などが疑われる。

　P（計画）：原因不明のため、経過観察とする。症状が悪化した場合は、再度受診する必要がある。今回は、下痢の症状を改善す

るため、抗生物質（アジスロマイシン錠250mg「DSEP」1日2回朝・夕食後）を処方する。今後熱が上がる、下痢がひどくなる、痛みが増す、水分が摂れない等の症状が出た場合は、再度受診すること。

今後の予定：経過観察。必要に応じて再診。

録音は iPhone の「ボイスメモ」というアプリを使いました。録音環境が良ければ、ほぼ当日の問診情報は網羅的に反映されます。ただ、患者情報を Gemini 1.5 Pro という外部サイトに読み込ませるのは抵抗感があるでしょう。そこで、第2章ではよりセキュリティーも確保した上で音声データを診療録に変換する kanaVo を紹介させていただきます。

医療現場では、患者による診察の録音が増加傾向にあります。これは、複雑な医療情報を正確に記録し、後で振り返りたいという患者のニーズや、説明に同席できなかった家族との情報共有の需要が高まっていることが背景にあります。さらに、スマートフォンの普及により、誰もが簡単に録音できる環境が整ったことも一因です。

このような状況の中、**録音された音声を要約するケースも増えると予想されます。医師は、患者が診察内容を録音し、後で詳細に分析する可能性を念頭に置いて診察に臨む必要があるでしょう。**これは、より正確で丁寧な説明が求められることを意味し、医師と患者のコミュニケーションの質を向上させる機会にもなり得ます。

6 会話機能で翻訳

　ChatGPT-4o では、従来の ChatGPT と比較して自然な会話ができるようになりました。**外国人職員との会話の他、外国人患者が来院したときに ChatGPT-4o の会話機能を使うことができると思われます。** 2024 年 7 月現在は会話の返答まで 5 秒程度かかっていますが、バージョンアップにより 0.3 秒程度で返答されるようになるようです。0.3 秒となるとほぼリアルな会話と同じような感じになります。

　では、ChatGPT アプリを使って ChatGPT-4o と会話をしてみましょう。ChatGPT アプリは、iPhone と Android スマートフォンの両方で利用可能です。

　本書では、iPhone 使用を前提で進めていきます。まず、iPhone の「App Store」で ChatGPT のアプリをダウンロードします。「ChatGPT」と検索すると下記のような画面が出てきます。

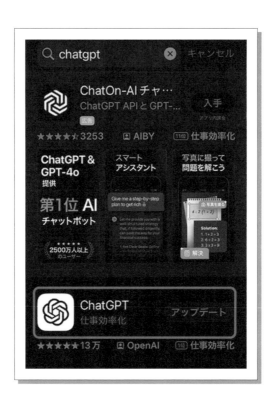

　似たようなアプリが多いので注意が必要です。枠で囲った「ChatGPT」のアプリを選択し、「入手」（すでにダウンロード済みの場合には「アップデート」）をクリックします。

　ChatGPTのアプリを開くと次のようなトップ画面が出てきます。ヘッドフォンのボタンを押すと会話が開始します（電波状況によっては開始まで少し待つことがあります）。

第 1 章　医療現場での生成 AI の最新事情

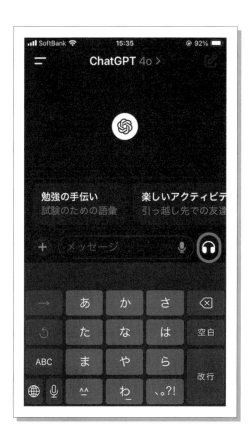

　「接続しています」が「話し始める」に変わったら会話することができます。

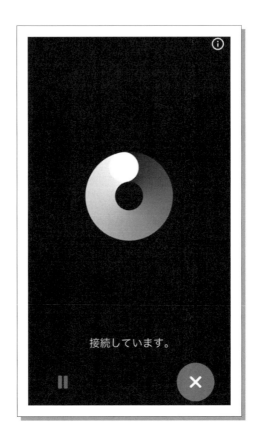

　病院の看護主任がインドネシア人の看護助手に会話している場面を想定します。

　まず始めに命令文ですが、「これから話す言葉をインドネシア語に翻訳してください。」とすると、「分かりました。」とChatGPTが回答したらここから翻訳がスタートです。

　「205号室の田中さんを食堂に誘導してください。」と話すと、少し間が

ありますが、インドネシア語に翻訳してくれます。

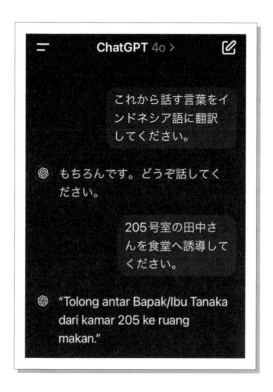

　このインドネシア語が正しいかどうかを Deep L という翻訳ソフトを使って日本語訳してみましたが、正しいようです。
　このインドネシア語は音声として流れるので、インドネシアの方に iPhone を渡せばインドネシア語を聞くことができ、理解することができます。
　日本語のトレーニングのためにはできるだけ日本語で外国の方と話をしたほうがいいのですが、難しい言葉を伝えなければならない場面では iPhone を使って現地語で伝えることができればお互い誤解が生じること

も減るかと思います。

　ちなみに、ChatGPT は、現在、英語、スペイン語、フランス語、ドイツ語、中国語、日本語など 50 以上の言語に対応しています。外国人としてよく来日をしている国のうちインドネシア語、ベトナム語、ネパール語には対応していますが、タガログ語（フィリピン）、ミャンマー語には対応していません。

　生成 AI はパソコンで利用することが一般的ですが、音声入力や録音機能においてはスマートフォンのほうが優れています。最近はスマートフォン導入を検討している医療機関が増えてきていますが、生成 AI の活用も併せて考えてもいいかもしれません。

　ちなみに、会話機能は通訳だけでなく、日本語のみでの会話でも使えます。**ぬいぐるみの中にスマートフォンを入れて高齢者の話し相手になってもらう、病室にスマートフォンを置くことで問い合わせ Bot になってもらう等の使い方も考えられます。**

7　もっともらしい嘘をつく生成AI

　人工知能（AI）が事実に基づかない情報を生成する現象のことをハルシネーションといいます。まるでAIが幻覚（＝ハルシネーション）を見ているかのように、もっともらしい嘘（事実とは異なる内容）を出力するため、このように呼ばれています。

　掛け算の計算問題を解かせることにより、ハルシネーションについて見ていきましょう。

例題
545 × 656 は？

　正解は357,520ですが、かつて無料版であったChatGPT-3.5は誤った回答をしています。やはり、**正しい回答を得るためにはできる限り最新バージョン（できれば有料版）を使うほうがいいです**。

ChatGPT-3.5	ChatGPT-4o	Claude 3.5 Sonnet	Gemini 1.5 Pro
× 357,920	〇 357,520	〇 357,520	〇 357,520

各生成AIの掛け算の正答結果

　次は意地悪な質問です。5月26日静岡県知事選挙に関する質問を5月30日にしています。

例題

今の静岡県知事は誰ですか？

今度は誤った回答をした ChatGPT-3.5 を除いて回答を比較してみます。

ChatGPT-4o	Claude 3.5 Sonnet	Gemini 1.5 Pro
○鈴木 康友	×川勝 平太	×川勝 平太

各生成 AI の静岡県知事の正答結果

ChatGPT-4o の回答

現在の静岡県知事は鈴木康友氏です。鈴木氏は 2024 年 5 月 26 日の知事選挙で選出され、以前は浜松市の市長を務めていました（Wikipedia）（Democratic Underground）。

正解だった ChatGPT-4o はインターネットで検索し、引用元も明らかにした上で正しい情報を抽出しています。

ハルシネーション対策として、命令文に一工夫するのもありです。

間違った回答をした Claude 3.5 Sonnet に改めて命令文に「分からないことは知らないと答えて。」を追加して、質問します。

Claude 3.5 Sonnet への命令文

今の静岡県知事は誰ですか？分からないことは知らないと答えて。

第1章　医療現場での生成AIの最新事情　83

Claude 3.5 Sonnet の回答

2024年5月30日現在の静岡県知事については、私の知識が2023年8月で更新されているため、確実なことは申し上げられません。2023年8月時点では川勝平太氏が静岡県知事でしたが、それ以降に知事が交代している可能性もあります。最新の情報については申し訳ありませんが把握しておりません。

このように限定をつけた回答をしてくれるので、回答への信頼性が増します。

ただ、個人的には計算や最新ニュースの検索で生成AIを使うことはありません。計算であれば電卓やエクセルのほうが得意ですし、ニュースの検索はGoogle検索のほうが優れています。逆に、文章の校正や要約といった生成AIが得意とする分野を知ることでハルシネーションを減らすことになります。

また、前述した**GPTsのように事前に就業規則や給与規程などを学習させ、その範囲内でしか回答させないと限定させることにより誤った回答が減る可能性があります。**

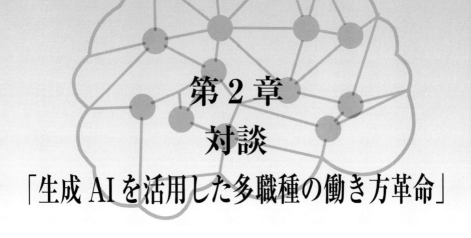

第2章
対談
「生成AIを活用した多職種の働き方革命」

社会医療法人財団董仙会恵寿総合病院理事長補佐

神野　正隆

聞き手　長　英一郎

長　本日はよろしくお願いします。今年は初めに能登半島地震がありましたが、その後の影響はいかがでしょうか？

神野　はい、1月1日の発災直後から病院機能は落とさず、「医療は絶対に止めない」ということで保持してきましたので、特に変わらないですが、今（2024年5月現在）は建物の復旧工事にかなり時間がかかりそうです。

長　生成AIを活用していかに電子カルテの業務を効率化しているかについてお伺いしたいと思います。私が恵寿総合病院でChatGPTについて講演したのが2023年11月であれがスタート地点になって始まったと、勝手に私のほうで解釈をしていますが、どうですか？

神野　はい、その通りです。先生の講演に刺激を受け、そこで火をつけていただいたというか、ギアが一気にトップギアに入って、どこよりも早くやろうということで始めました。

長　講演の前に、看護部をはじめとした色々な部署の方にインタビューをさせていただいたのですが、現場の声を聞くことによって、こうすればい

いのかなというイメージがついた、そんな感じでしたね。

神野 そうですね。看護部の師長や部長たちと長先生が話されたあのセッションでは、サマリー等の文章作成をいかに要約したいかというところの思いが強かったのが分かり、その業務が大幅に短縮できるかもしれないとなったときの、その目の輝き具合っていうのが、もう本当にみんなキラキラしていて、これは絶対に当院で導入してみんなの業務負担軽減に繋げ、本来業務に専念できる時間をしっかり作ってあげたいなとすごく思いましたし、それが実現したときのことを考えると非常にわくわくしました。

長 看護部の皆様が悩まれていることは、こちらにも伝わってくるものもありましたし、何とかしてあげたいなという気持ちで、ちょっとでもヒントになればと思ったのです。

神野 当院はマンパワー的に十分な余裕があるとは言えない状態ですし、だからといって医療の質は絶対に落としたくない、そこだけは譲れないとなると、やはり**本来の業務により専念できる時間をいかに捻出するか、効率を上げるかとみんなで考えていた**ので、そういう意味でまさにこれだなというところでした。

セキュリティーをいかに確保するか？

長 スタート当初どういう形で生成 AI を使うかということで、特にセキュリティーの問題を相当考えられたかと思うのですが、どの辺を重視されましたか？

神野 取り扱いに注意が必要な個人情報を扱うということで、それが病院として用意している環境の外に出るようなことがあったりだとか、生成 AI の学習に使われてしまうということは医療機関としては NG だということもあったので、まずそこは譲れなかったところです。今一緒に実証実

験をやっている Ubie（ユビー）※の生成 AI もそうですけど、基本的に自分たちがやっている業務への活用部分に関しては、学習機能はオフにしていますし、あとはセキュアな環境をしっかりと構築しやっています。

※会社名：Ubie　製品名：ユビー

　具体的には**プライベートクラウド**※1**の仮想化環境**※2**を以前から構築しており、その中でネット検索や AI 問診、生成 AI の活用もやっている**ので、その中でやる分には強固なセキュリティー内だと思います。当院はそういう面では、より早く生成 AI を導入するのに適した環境が整っていたのではないかと考えてはいます。

※1　自社専用のクラウド環境が構築できるクラウドサービス

※2　Virtual Desktop infrastructure（VDI）環境基盤の上に、電子カルテなどの病院情報システムを構築し、実際の PC を通して、自分のライセンス領域を見に行くことができる。それにより法人内のどの PC からでも自分の机上環境を保持できる。

長　私の解釈が違っていたら教えていただきたいのですが、ユビー生成 AI を使う際には限定的にインターネットの回線を繋いでいるということでいいでしょうか？

神野　イメージとしては、**インターネットに直接繋がっている PC の中にあるリモートアプリケーションを利用して遠隔で安全な領域（仮想化環境）でその画面を見ているという状態です。**ですので、使用している側は通常と同じように目の前の PC 環境でインターネットをやっているように見えますが、実際はインターネットができる PC の画面を遠隔で見ているだけという環境です。仮にインターネットに繋がっている PC がやられても、手元にある環境はセキュアであるというイメージです。

現場の負担軽減効果は？

長　現場の負担軽減がここ2〜3ヵ月でどのぐらい効果が出ているのかを教えていただきたいです。

神野　実は現在進行中で部署毎に実証実験をしています。一度プレスリリースをUbieと一緒に出させてもらったときは、ある程度趣旨も含めて理解したメンバーで限定して行いましたが、そのときにはかなりの削減効果がありました。

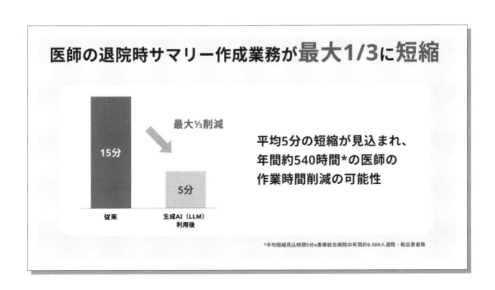

プレスリリース「恵寿総合病院とUbie、生成AIを活用した医師の働き方改革の実証実験を実施」

医師や看護師に関しては数人での検証でした。**医師の場合では、退院時サマリーや診療情報提供書の作成において、経過の長い患者さんだと15分ぐらいかかったものが5分ぐらいでできるようなりました。**ただ経過が短い方であれば、そもそもそんなに作成の時間がかからないので、短縮効果も限定的ですが、入院治療経過が長ければ長くなるほど効果がありました。また、看護師に関しては、かなり個人差があるというところなので、そこの大規模な実証実験をしているのですが、**入院経過が長いと看護の要約、サマリーに45分～1時間くらいかけていたという人が15分程度に短縮できたということでした。**ユースケースとしてそこまでの短縮効果はレアかもしれませんが、それぐらいの短縮効果もあるというところで、今はn数（サンプル数）を増やして検証しているところです。

長　実際できあがった退院時サマリーや診療情報提供書ですが、神野先生の目から見て、完成度はどうでしょうか？

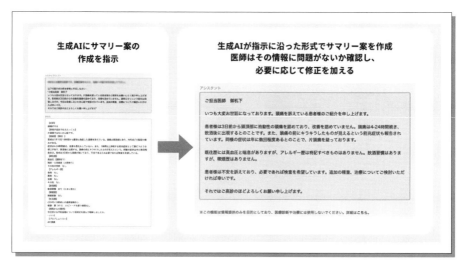

生成AIのサマリー作成例

神野 そうですね、7割以上は納得いくものという感覚です。ただ、それまでにカルテに記載していた内容によっても結構依存してくるかなと思いますが、たたき台としてはかなり十分なものかなと思います。ただそれで完成とするのではなく、最終手直しを加えて完成させるというイメージです。いずれにしてもかなり楽にはなると思います。

長 おそらく命令文次第のところもありますし、元々作る診療録をどのように作り込むかというところにも依存すると思います。完成度について、今後改善をしていく予定なのか、それとも今まで通りの診療録作成の仕方で、特段医師にこのような形で作ってくれというのはオーダーせずにいくのか、そのあたりはどうですか？

神野 医師と看護師でもちょっと違うのですが、医師のほうは長先生がおっしゃられた点で言うと、特にこういう書き方をしてくださいというやり方はしない予定です。医師のカルテの書き方は大きく分けて2通りありまして、毎日短い感じのカルテで、その日にあったことや問題課題を中心に書いていく先生と、日々の記録にどんどん付け足しを行い、情報が蓄積されていく書き方をする先生がいると思います。

要約に関しては、後者のような毎日足してかなりの情報量になっている場合のカルテのほうが効果を発揮できるかなと考えています。当院の看護部は日々の記録（申し送り用の看護師コメントとして）を結構書き溜めています。ある程度ボリュームのある溜まった情報があるので、医師のカルテ記録のコピーと合わせて、生成ＡＩに投げ込むだけで、あとは医師と看護師の記録をうまくミックスし要約できるので、看護部は特に生成AIとの相性がいいなとは思いました。

長 生成AIの命令文に関してですが、初めに作った命令文に、随時修正をかけている感じでしょうか？

神野 そうですね。診療部・看護部を含め、事務部やメディカルスタッフ

もそれぞれ色々な命令文（プロンプト）を作っていて、転棟や転院・退院のときも、相手が他の病棟の看護師向けなのか、介護関連施設向けなのか、連携医療機関向けなのかによって命令文（プロンプト）を分けています。

長　実証実験段階ということですが、結構な人数の方がユビーの生成 AI 機能を使っているのでしょうか？

神野　看護部は 100 人以上が使っています。今までは使わないでいつも通りやるという比較期間を設けていたので、早く使わせてほしいと皆言っている状態でした。今は生成 AI を使ってどれだけ楽になっているかの検証に入っている感じです。

長　100 人も使っておられているとは。すごいですね。

神野　そうですね。1 年前に業務用 iPhone を導入したときも、恵寿総合病院としての大枠のルールや仕組みさえ押さえれば、あとの活用方法は現場や自分たちが、患者さんにとっての最適を考え、（特にチャット機能において）どんどん多職種連携で考えて構築していきました。まさに**やるべきことはトップダウン、やり方はボトムアップ**です。生成 AI の導入に関しても、そのときと同じような空気感を感じます。今は大枠の仕組みを構築していますので、それが終われば、あとは現場に責任と権限を与えて任せていくつもりです。

長　他の病院でも生成 AI を導入しようとしているところの参考になると思うのですが、初めはトップダウンでいくとしても、どのようにすれば現場のほうで創意工夫してやってくれるのでしょうか？

神野　自分が意識しているのは、たとえば**今回の生成 AI 導入に関しての意思決定の責任と権限は自分がもっているので最終責任は自分ですが、実際の行動の責任と権限は現場に付与し、少し離れたところで伴走する、任せることが重要**ではないかと思っています。あとはある程度、切羽詰まっ

てないと進まないところはあるのかなと。当院ではマンパワー不足というのは問題・課題です。医師の働き方改革でタスクシフト・タスクシェアをしましょうという話は多々あると思いますが、当院の場合、看護師のタスクシフト・タスクシェアもしましょうと、多職種が色々と協力・関与する形になっています。結果としては、それのおかげもあり、多職種協働のチーム医療がうまく機能しているとも感じます。

　看護部の業務量調査は定期的にして看護師にとってより本来の業務に専念するためにこういうところが無駄じゃないかとか、もっとここを仕組み化してシンプルにできるのではないかと日々試行しています。そういう背景があるので、生成AI導入がより進みやすかったかなというのがあります。患者さんのケアにかける時間を削減したくないので。そうなると日々のカンファレンスの記録や、サマリーの要約といった記録に時間を取られているので、その時間を減らそうと病院をあげてやっているところです。これは、いま事務部門やメディカルスタッフにも同様のことが言えるので、文章要約だけではなく、さらに音声認識し要約とか、画像認識し要約とかそういうところも並行して進めています。

長　実証実験の中では、サマリーの作成がこのぐらい削減されたという分析をしていますが、削減された時間をどこに使っているのか分析されていますでしょうか？

神野　実証実験で取っているデータは結構シンプルです。まず、要約する患者さんの背景です。性別とか年齢とか入院期間、長い短いによってどれだけ時間がかかるのかということ。あとは電子カルテを開いた時間から要約が完成するまでの時間を今ストップウォッチで計り検証しています。しかし、余った時間を何に使っているかの検証はしてないですが、それは看護師さんであれば当然患者さんのケアの時間に充てていると思っています。

長　経営サイドとしてはどのあたりに期待されていますか？残業時間の削

減とかそういったものに対して期待をしているのか、それとも患者さんに向き合う時間を増やしてほしいのか。

神野 個人的な意見になりますが、やはり**患者さんのケアの時間を長くしてほしいというか、減らさないでほしいです。**残業時間も減ればもちろんそこにかかるコストも減っていいなとは思いますけど、そこはあまり意識していないです。ただ早く仕事が終わって、ワークライフバランスを実現してほしいなと思います。

長 事務作業に追われていた看護師が時間を少しでも軽減できると、心に余裕が生まれて、患者さんに対しても優しく接することができたりするように思います。このあたりは数値化するのは難しいかもしれないですが。

神野 それは絶対あると思います。看護師は心のゆとりが大事かと。楽をするという意味ではなく、余裕がないと患者さんに寄り添えないと思います。**患者さんのためには、まずは職員が働きやすい環境づくりが重要で、職員の満足度が高くないとなかなか患者さんのためにやる医療とか看護もできないです。**ですから、本来の業務に専念できるとか、自分が成長して挑戦できるとか、そのようなことに時間をかけたいですね。生成 AI もその時間を確保するための手段だと考えています。

長 患者さんが「恵寿総合病院って入院すると結構優しく看護してくれるよね」というアンケートか何かで声が集まるといいのですが。

神野 そうですね。満足度調査は毎年行って結果を分析し、フィードバックはしているので、生成 AI を導入したらどう変わったのかと、直接的な因果関係は難しいですが、評価はしてみたいです。

長 恵寿総合病院を起点として、日本の医療に革命を起こすのではないかなというふうに思っています。神野先生からは言いづらいかもしれないですが、いかがでしょうか？

神野 そうなってほしいなと思います。一番はやはり当院、当法人の皆が

働きがいを持ってやってほしいという意味で広がってほしいなと思いますが、当法人だけが良くなったところでその効果は超限定的ですので、全国の医療現場で同様に拡がっていってほしいなと切に思います。これから日本は生産年齢人口が減っていき、働き手も減っていきます。このままでは日本の医療はどんどん衰退してしまいます。その意味で、生成AIはそこに革命を起こすようになるポテンシャルを持っているかなと思います。生成AIの活用が特別なことではなく、どこの病院も普通にやっているというレベルに早く上がってほしいですね。

長　スマートフォンもそうですが、今回の生成AIもそれなりに投資コストはかかったとは思います。ただそのおかげであの病院に勤めてみたいであるとか、他の病院に行くとそれがないから、恵寿総合病院にずっといたいとか、そういう効果がある気がするのですが。

神野　そうですね。医師や他のスタッフもですが、ここにいるとあんまり気づかないけど、外に出てみると恵寿総合病院がいかに恵まれている環境下で仕事ができていたのかと気づいたという声は、大学の医局人事で異動をしている先生たちからはありがたいことによく聞きます。当院は働きやすい環境づくりのためにDXにはかなりこだわっているので、職員ももう少しその意識があるといいなと。ずっとここにいると、これが当たり前と思っている人も結構多いみたいです（笑）。

長　**DXが進んでいるある病院では、退職された看護師さんが戻ってくるというのを聞きました。**戻ってくるのは、スマートフォンを通じて業務の効率化がされていることに慣れてしまったから、それがない病院だと厳しくて戻ってくるとのことです。

神野　当院でも、実際に看護師さんで戻ってこられる方もいますね。**手元のスマートフォンでモバイルの電子カルテが見られないとかチャットできないとかはもう考えられないですね。**あとRPA（Robotic Process

Automation）※により色々な定型業務をロボットにやらせていますが、これをまた人に戻すのは厳しいと思います。

※ PC 上の作業を人の代わりに自動で実行するソフトウェアロボット技術

電子カルテから生成 AI へのアクセス

長　スマートフォンと生成 AI の関係性っていうのはありますか？

神野　今のところそこはないですが、これも必ずコラボできるようになってくると思っています。

長　いまはあくまでも電子カルテの端末を使ってやっているということですね。

神野　そうですね。

長　以前は、引き継ぎ時の看護記録を読む時間が結構かかるという話があったのですが、その辺は改善されたのですか？

神野　そうですね。ただある程度要約したまとめでも読むのが結構大変なようです。**やはり一番は電子カルテと生成 AI の組み合わせが最強ですね。電子カルテの中に生成 AI のボタンができると、さらにもう一つ上のレベルにいくのかなと思います。**それと今はできないですが、この日からこの日までのカルテを要約してくれみたいなことができると、より良いと思います。

長　ソフトウェア・サービスの電子カルテ画面上にユビーボタンがあるのでしょうか？

神野　あります。そこからユビーの生成 AI の画面のほうに飛ぶのですが、今のところ電子カルテのこの期間からこの期間を要約する設定はないのです。期間を一括で要約させようと思ったら、その期間を全部コピーアンドペーストで転記するしか今のところ手段がありません。電子カルテに

はユビーにリンクするボタンはありますが、中身の詳細と連動ができていないです。しかし、その分、汎用性はあります。患者さんの情報じゃないことでもありとあらゆることで生成 AI を活用できますので、それはユビー生成 AI の強みだと思っています。

長 かつて ChatGPT では長い文章量だと、要約するのが難しいとか、精度が下がってしまうというのがありましたが、今は文章量が多くても要約はちゃんとしてくれますか？

神野 文章量が多くて困るということはないです。むしろある程度の情報量があったほうが良い要約になるかなと思います。

長 Ubie からデモの画面を見させていただきましたが、診療情報提供書に限らず医師の作成する書類はたくさんあると思います。診断書や介護保険の主治医意見書など生成ＡＩで作成できる書類は拡げられるのではないのでしょうか？

神野 そうですね。当院はそこまで拡げられていませんが、おそらく全職員が近いうちに使用できるようにするつもりですので、そうなると、先ほども言ったように、あとは現場が勝手にどんどん活用していくと確信しています。

長 ユビーの AI 問診を導入している医療機関だから、すぐに生成ＡＩを入れられるかというとそれも別の問題ということでしょうか？

神野 ユビーは生成 AI 用に個別にセキュアな環境も作っているみたいなので、普通の電子カルテがあれば、おそらくできます。

議事録の作成

長 電子カルテと直接関係しない部分ではありますが、議事録の作成で生成 AI を活用されていますか？

神野 これはユビーではなく、「PLAUD NOTE」という生成 AI 搭載の
ボイスレコーダーを使用しています。

長 先生が Facebook で投稿していた製品ですね。

神野 そうです。「PLAUD NOTE」を 10 台ぐらい先行購入して、使えそ
うな部署に配って使ってもらいました。それなりに役に立っているみたい
ですが、カンファレンスなどで結構ガヤガヤしている部屋で話すと、音声
を拾いきれないようです。あとは要約が思った以上にざっくりされると
か。これについてもいま実は Ubie と音声認識機能の検証をしているの
で、近々議事録作成も劇的に楽になると思います[※]。

[※] 対談の後、Ubie の音声認識機能が完成し、ほぼそれを活用している。
30 分〜 60 分のミーティング議事録も、音声録音から文字起こし、要約ま
で精度の高いものが 5 分以内で作成できるようになった。

長 なるほど。音声認識に関してなんですが iPhone が次の iOS で AI 機
能を搭載していくとしています。恵寿総合病院で導入しているのは
iPhone ですよね？

神野 iPhone です。

長 そうなってくると iPhone の音声入力機能で、直接綺麗な文章にする
ことができるはずです。恵寿総合病院が iPhone を導入している強みが出
るのではないかと思っています。

神野 あとは診察室で、患者さんへの病状説明を録音し文字起こしするな
ど、そういうのは結構いいのではないかと思いますし、実はそれも検証し
ています。

長 本書では、診察室での会話を SOAP 形式に変換する kanaVo を取り
上げています。恵寿総合病院では kanaVo は試されたのでしょうか？

神野 それがですね、これは診療部の医師みんなで話をしたときに、当院
ではあまりニーズがなかったのです。

長 なぜでしょうか？

神野 まず、kanaVo を使えるのが初診に限定されるかなと。ただ初診については、**今 AI 問診があり、患者さんが入力した問診情報を電子カルテにコピーアンドペーストできています**。医師としては、自分の聞きたい情報をさらに聞くだけというスタイルになっているので、ニーズがあまりありません。再診は大体が患者さんの今日の状態の話ですし、すでに蓄積されたカルテ情報がありますので毎回 SOAP 形式にする必要はないです。

長 ユビー AI 問診でかなり問診の情報は取れていますよね。

神野 はい。あと kanaVo では、電子カルテに向かずに患者さんに向けて話せるということがメリットとしてあると思います。しかし、医師によってはある程度患者さんからちょっと視点をそらしておきたいところもあったりします。ずっとアイコンタクトしながら真正面で話すよりも適度に電子カルテを入力したり、患者さんのほうに体を向けるというその間が必要だったりします。

長 間を持たすということですね。ところで、生成 AI の取り組みは、学会とかで発表する予定はあるのでしょうか？

神野 2024 年 9 月の全日本病院学会（京都）で、看護部の実証実験結果については発表予定です。

長 実証実験は、急性期病棟メインで今はやっていて、地域包括とか別の病棟ではやっていないのですね？

神野 そうですね。急性期病棟だけですね。一気にやってもよかったのですが、急性期病棟のいくつかの病棟をモデル病棟として介入させています。

長 同時期に織田病院さんも生成 AI を導入していますが、よりセキュアな環境で使いたいというところで、恵寿総合病院と同じかなと思います。電子カルテメーカーは 2 病院で違いますが、情報共有して一緒に医療従事者の働き方改革が進むといいかなと思います。

神野 そうですね。その方向性はみんな一緒なのかなと思います。（本書で出ている）織田良正先生とも一度じっくり話したいなと思っています。

長 神野先生、本日はお忙しい中お時間いただきましてありがとうございました。本当に感謝しております。

神野 こちらこそありがとうございました。

（2024 年 5 月 Zoom にて収録）

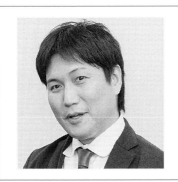

神野　正隆　略歴
社会医療法人財団董仙会 恵寿総合病院の消化器内科長および理事長補佐を務め臨床および経営に関わっている。消化器内科の科長として臨床の第一線に立ち、能登北部および中部医療圏随一の内視鏡件数を誇る消化器内科を牽引しながら、理事長補佐として「率先垂範・圧倒的熱量」をモットーとし、多職種協働のデータ経営・DX 経営を軸として組織の経営改善／改革・働き方改革を行っている。

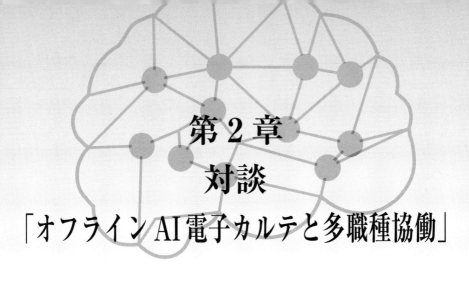

第2章
対談
「オフラインAI電子カルテと多職種協働」

社会医療法人祐愛会織田病院副院長

織田　良正

聞き手　長　英一郎

長　本日はお忙しい中、対談にご出席いただきありがとうございます。先日OPTiM AIについてのプレスリリース※を出されました。全国的にも関心が高いのではないでしょうか。問い合わせなどはありましたか？

※【国内初】オンプレミスの生成AIを電子カルテシステムに搭載！

織田　個人レベルでは聞かれることがありますが、まだそこまでの反響は病院のほうにはありません。現場での活用が本格化してから関心が出るのかもしれません。

生成AI導入のきっかけ

長　クライアントの病院にプレスリリースのお話をすると、すごく関心が高くて、特にセキュリティーが高いので安心して使えるという声がありま

した。織田病院では生成 AI の導入をいつ頃から検討し始めたのでしょうか？

織田　以前から理事長が、いずれ AI の活用は必須になると職員全体に話をしていました。ChatGPT が世間で話題になった頃から、いよいよ何らかの形で取り組むときがきたのではと、現場レベルでも話しが出始めました。

長　私は定期的に織田病院でプレゼンテーションをさせていただいていますが、生成 AI の話をした際の反応からは、導入しないのではないかと思っていました。

織田　まだ皆、実感が湧かなかったのかもしれません。常に情報のアップデートはしているので、そういう意味ではもしかしたら驚きは少なかったのかもしれません。AI 問診の導入時も受け入れはスムーズでしたし、今回の生成 AI も同様で、いつもの取り組みの一つとスタッフも感じているのかもしれません。

長　ChatGPT が出始めてから、院内では個人的に使っている人はいましたか？

織田　SE が病院契約して使えるようにはしましたが、SE が時々試したり、理事長が色々なところから話を聞いて試している程度ではないでしょうか。もちろん、個人レベルでは普段よく使っているスタッフもいるかもしれません。

長　ある程度 ChatGPT なり生成 AI というのはこんなものだというイメージは病院内にはあったということですね。

織田　そうですね。ただ世間一般のレベルと同じぐらいだとは思います。

長　そんな感じでスタートした中でオプティム、電子カルテのシーエスアイと一緒にプレスリリースを出されていますが、話はどのように始まったのでしょうか？

織田 オプティムとは定期的に話をしているので、生成 AI を使って何か一緒にやりませんかという話が自然発生的に出てきました。先ほど理事長の話もしましたように、生成 AI を活用していくのは当然のことだと思っていましたので。

長 オプティムさんとはメディカルベースキャンプ※など長い付き合いがありますよね。

※ 退院直後の患者さんの在宅での生活を支援するための取り組み。

織田 はい。自宅のテレビ画面を利用したオンライン診療システムの開発で始まり、お付き合いは 10 年近くになります。

インターネットに接続しない生成 AI

長 そこから始まって今回の生成 AI の活用ということですが、プレスリリースを読んで一番印象的だったのは、インターネットに接続しない環境下で使えることだと思います。

織田 **オンプレミス**※**なので、外部に情報を飛ばさず、院内のサーバーで処理しています。電子カルテと同じようなイメージです。**

※ サーバーやソフトウェアなどの情報システムを病院内に設置し運用すること

長 生成 AI で入力した内容は院内のサーバーに保存され、インターネットには接続しないということですね。医師や看護師、職員の方々を説得する上で、セキュリティーの問題が大きなポイントになると思いますが、その面では今までの電子カルテと一緒ということですか？

織田 そうですね。電子カルテの中に生成 AI があるというイメージです。

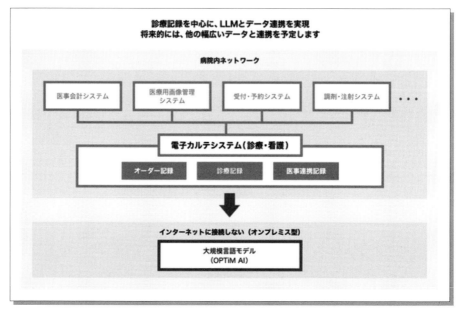

プロジェクトのシステム構成

長 画面のイメージとしては、電子カルテの画面の中に要約ボタンのようなものが入っているのでしょうか？

織田 はい。画面左端に検査結果や画像結果などのタブがあり、その中の一つに「生成 AI カルテ」というタブがあります。現在は看護記録サマリーのみですが、タブを押すと自動的に看護記録サマリーを作り出します。

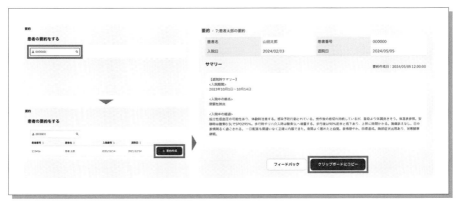

入退院時看護サマリー要約画面イメージ

長　使う側としては、電子カルテの画面の中にあるので、特に生成 AI を使っているという感覚はないのでしょうか？

織田　そうですね。

長　恵寿総合病院の場合ですと電子カルテの画面上にユビーボタンがあり、そこから別ウィンドウが開いて要約していくような形ですが、織田病院の場合は別ウィンドウではないのですね。

織田　同じく別ウィンドウです。電子カルテの画面上に「生成 AI – 退院時サマリー」というボタンがあり、それをクリックすると、別ウインドウで OPTiM AI が立ち上がり、その中に生成された要約文が表示されるという流れとなっています。例えば、体温表のタブを押したら体温表の画面になるのと同じような感じです。

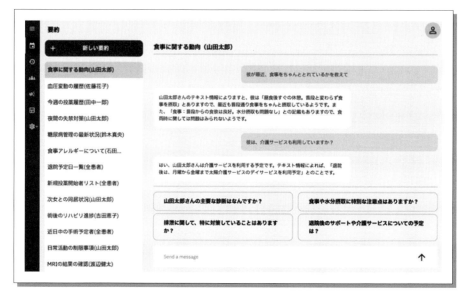

診療録に対する質問と回答

長　なるほど。そのような形ですとタイムラグなく、わりとストレスなく使えるということですね。

織田　タイムラグは今のところ5分ほどありますが、その間に別のことができますし、今後は当然ながら作成時間は短くなっていくと思います。

長　機能面のことでお聞きしたいです。恵寿総合病院の場合は、診療記録とか看護記録の中で期間を指定したうえでの要約ができないということだったのですが、織田病院さんではいかがでしょうか？

織田　期間指定については、現段階では直近の入院時のみで設定しています。

長　であれば、こちらの要望に応じてカスタマイズされていく流れになりますかね。

織田　そうなると思います。

長 2024年5月現在で、「OPTiM AI」の院内での使用状況はいかがでしょうか？

織田 4月中旬から病棟で「OPTiM AI」を使用しており、日々フィードバックをしている状態です。

長 まだまだ試験段階ということですね。恵寿総合病院さんは、全日本病院学会で発表しようかというお話でしたが、織田病院さんでも何か目標はありますか？

織田 発表はできる限り早めにできればと考えていますが、しっかりと現場での検証を行いながら進めていきたいと思っています。

音声入力をいかに活用するか？

長 プレスリリースを見ていると夢があるなと思います。特にSOAP形式への変換や、究極的には音声入力の活用などが挙げられていました。音声入力に関しては、現在何か取り組みをされていますか？

織田 今はしていませんが、すでに色々なアイデアが上がっており、SOAP形式の変換や音声入力の活用もそう遠くないうちに取り組みたいと思います。

長 iPhoneなどのスマートフォンの能力も上がってきていて、それを音声入力で活用できないかと考えています。織田病院では職員向けにスマートフォンの導入はされていますか？

織田 まだです。スマートフォンの導入はこれからです。数年内には導入することになるかと思いますが、しっかりと情報を事前に確認、検証して、どのように使用するのかを明確にしたいと考えています。

長 恵寿総合病院の神野先生と対談させていただいた際、ユビーを活用していると診療時の音声入力を文字起こしして、それをSOAP形式に変換

するということの必要性があまりなく、ユビーの問診だけでもかなり情報が取れるというお話がありました。織田病院さんとしては、音声入力をどのように活用していきたいとお考えでしょうか？

織田 なかなか難しい問題ですね。感じ方の違いはあるかもしれません。**SOAP の特に S（Subject）については、AI 問診ですと情報量が多すぎる場合もあり、音声入力ができればより効率的な情報収集ができるのではないかとも考えられます。**一方で、**経験豊富な看護師のカルテ記載のほうが、問診内容がダイレクトに伝わって良いなと思うときもありますので、「何を音声入力するのか」を現場で検証していきたいと思います。**

長 対談で神野先生がおっしゃっていたのですが、音声入力で電子カルテの画面を見ずに患者さんの顔をずっと見ているということは、患者さんの満足度を上げることになると思いますが、一方である程度電子カルテの画面を見ることで間を持たせることもできるという意見がありました。織田先生はどのようにお考えでしょうか？

織田 確かにそのような要素はあるかもしれませんね（笑）。原稿を書いたり取材を受けた際に、話した内容をそのまま文字起こしすると修正が必要なことも多いので音声入力は簡単ではないと感じています。修正しないと使えない部分が出てくるので、最初から自分で入力したほうが良いのかとも思うときもあります。

長 そうですね。現段階では、メモ的な 1、2 行程度の文章なら音声入力が早いと思いますが、それ以上になると難しいですよね。この対談も録音データを Notta で文字起こしをしまして、さらに Claude で綺麗な文章にしてもらうことを考えていますが、それでもかなり手を加える必要があります。

織田 メモ以上のことを音声入力するとなると、とても難しいですよね。

長 織田病院さんでは、オプティムと実証実験を行っていますが、今後ど

のようなことをやりたいとお考えでしょうか？現在は看護記録の要約がスタートラインだと思いますが。

織田　生成 AI については、今は看護サマリーに絞ってやっていますが、うまく使えるようになれば医師の診療録など他の部門にも広げていきたいと思っています。

長　診療情報提供書の作成が簡単になればいいというニーズがよくありますが、MI・RA・Is（ミライズ）では雛形のようなものは出てきますか？

織田　簡単な報告は雛形を使用する場合もありますが、詳細な診療情報提供書は医師によって書き方が違ったり、患者によって情報量が異なったりしますので難しい場合もあります。

長　診療情報提供書を作る際、患者さんの氏名や病名などは自動転記されるのでしょうか？それとも 1 から入力するのでしょうか？

織田　患者さんの情報は自動転記されます。個別性のある部分、例えば紹介先の医療機関名や医師の名前、病名などは空白になっています。

長　治療経過など細かい文章を書く部分は空欄になっていて、患者さんの診療録を見ながら医師や医師事務作業補助者さんが文章を作るということですね。

織田　そうです。これも色々な考え方がありますが、相手に情報を正しく伝えることは医師の能力、責任の一つだと思います。ですから、診療情報提供書は自分で記載するという医師は一定数いますので、いきなり雛形という訳にもいきません。

長　医師によっては自分で書くことにこだわりがある方もいるでしょうね。

織田　はい。世代によって変わっていくとは思いますが、私たち世代だと、生成 AI で作ることに抵抗はあまりないかもしれません。ただ、電子カルテやスマートフォンに抵抗がある方には難しいかもしれません。

長　織田病院さんはデジタル化を進められているので、他の病院と差が出

ているのではないでしょうか？働きやすい病院だという声などはあります
か？

織田　そうですね、**医師が働きやすいという意味では一番大事なのは多職種協働だと考えています**。医師の業務時間でいうと時間内作業をどんなにデジタル化で短くしても、終業時間の直前に緊急患者が来て対応しなくてはならない状況の場合、医師の残業が起こりえますので、**チームとしてきちんと引き継げる体制を作ることのほうがデジタル化を進めることよりも大事だ**と思っています。

長　人間同士の連携がメインであって、デジタル化はスパイスみたいな感じということですか？

織田　そうですね。デジタル化については少なくとも時代遅れにならないようにしておかないといけないと思っていて、これだけ様々な業界がデジタル化に進んでいる中で、医療・介護分野だけ遅れていたら恥ずかしいと思いますし、デジタル化が遅れていると若者が来なくなるかもしれませんので、そういう意味ではきちんと進めていきたいと思います。ただし、**病院全体の業務改善についてはデジタル化だけではなく、働き方全体を見ていきたい**と思っています。

医師事務作業補助者と生成 AI

長　多職種協働の中には医師事務作業補助者も含まれていると思いますが、医師事務作業補助者が生成 AI を活用することで業務を短縮化できればいいなと思いますが、現状はいかがでしょうか？

織田　確かに文書系の業務は医師事務作業補助者が多くをサポートしてくれているせいか、医師から文書関係を生成 AI にしてほしいという要望は多くない気もします。

長 医師事務作業補助者はすべての先生に付いているのですか？

織田 当院の医師事務作業補助者は特定の先生に付いているわけではなく、どの医師にもフレキシブルに対応できるようにしています。誰についても、誰か休んでも対応できるようにしています。

長 つまり、医師事務作業補助者が兼任しているということですね。若い医師の方も医師事務作業補助者にお願いできるわけですね。

織田 はい。特定の医師だけではなく、医局全般の文書作成などの補助をしてもらっています。

長 それであるならば、医師よりも先に医師事務作業補助者が生成 AI をうまく活用するかもしれませんね。

織田 はい。順番的には医師よりも先に医師事務作業補助者になるかと思います。あとは生成 AI を使わないという医師の意見も聞きながら、使う人は使う、使わない人は使わない、というぐらいの選択の自由があるような、軽い感じで私は考えています。

長 究極的には、生成 AI などで業務を短縮・効率化することにより看護師さんが患者さんと接する時間を長くしたり、ケアの満足度を上げたりすることが大事だと思いますがいかがでしょうか？

織田 そうですね。デジタル化で業務軽減をして終わりではなく、次に何をするのか考えることが重要だと思います。単に業務が 30 分減りましたで終わりではなく、患者さんのベッドサイドに行く時間や回数を増やせるようにしたいですね。

長 プレスリリースや本日の対談で、織田病院さんは時代の流れに沿って進んでいるなと感じまして、将来的に期待をさせてくれるので若い方々の関心も高まるのではないでしょうか？

織田 そう思っていただけるとありがたいです。個人的な見解なども入っているのでよく分からなかったら、また聞いていただければと思います。

長 医師としての生成 AI に対する感想を聞けたのは大変貴重です。今後の生成 AI の発展を考える上で参考になります。

織田 使えるものはどんどん使っていきたいと思います。

長 そうですね。今日はお時間いただきありがとうございました。

織田 こちらこそ、ありがとうございました。

(2024 年 5 月 Zoom にて収録)

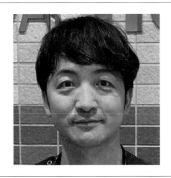

織田　良正　略歴
社会医療法人祐愛会 織田病院 総合診療科部長 副院長。2007 年佐賀大学医学部卒。佐賀大学胸部心臓血管外科で外科専門医、同総合診療部で認定内科医、医学博士取得。2014 年織田病院循環器科、2019 年総合診療科部長、2022 年から副院長。地域医療での総合診療の実践、教育、研究だけでなく、医療 DX にも力を入れている。

第 2 章
対談
「病院 DX の最前線　電子カルテの情報検索」

医療法人谷田会谷田病院事務部長

藤井　将志

聞き手　長　英一郎

長　本日は「生成 AI の医療現場での活用」というテーマで対談をさせていただきます。ChatGPT-4 が登場してから 1 年以上経ちますが、病院現場でもかなり使われていますか？

藤井　実のところあまり使えていないです（2024 年 5 月現在）。ただ、私も含めて IT メンバーなどは日常的に使ってはいます。看護師が間違いなく使えるところまでの精度向上が難しいです。最初は院内の規程などの質問に答える Bot を看護職員にシェアして、事務方に聞かれる質問を最初に Bot に聞いてもらうようにしようと考えていました。しかし、**細かく看護師に指示をしておかないと ChatGPT が推測や仮で答えてしまうリスクがあります。看護師が ChatGPT の回答を鵜呑みにしては困るというの**があります。

長　まだそういう点では使いづらいですよね。今お話されたのは GPTs のことですね。私も GPTs ではなく、専門のサイトでホームページのお問い合わせ Bot だけは作っていて、とんちんかんな回答はしないし、分からないときにはちゃんと「分からない」と答えてくれるのでいいなと思っ

て使っています。GPTs のほうでは特に今運用しているものはない感じですか？

院内質問 Bot（院内規程、俸給表）

藤井　色々と試しています。たとえば、**看護師さんが点滴の流量を計算しないで済むようなものを作ってみたり、院内規程の問い合わせ Bot を作ってみたりしています**。最近作っているのは採用時の俸給についてです。看護師採用時の場合、勤続何年の経験があって、通勤手当を算出するために自宅からの距離、また当直の回数などを入れると、俸給表からこの俸給になりますよと導くようなものです。そのぐらいだったら確実に答えてくれるかなと思っています。まだこれも実装レベルにはいっていなくて、細かくエラー潰しをしていかなければいけないところです。

　例えば、俸給表の GPTs では「事務職員　10 年経験　診療情報管理士資格取得　通勤距離 10 キロ」という質問をすると右記のような回答が出てきます。

長　おもしろいですね。GPTs に俸給表を読み込ませて、この事務職員の場合にはここに当てはまるよというようなことをしているのですね。

藤井　そうです。俸給表のリストをテキストデータで作ってアップロードさせて、そのデータを見に行くよう指示をして作っています。

医療文書の自動生成・電子カルテの情報検索「aly アシスタント」

表をPDFに変換する際に問題が発生しましたが、俸給表のデータは以下の通りです。

項目	金額 (円)
基本給	188,500
資格手当（理学療法士）	15,000
資格手当（認知症ケア専門士）	3,000
通勤手当（10キロ）	7,500
精勤手当	5,000
合計	**219,000**

こちらの表をPDFに変換する方法について別の方法を探してみます。少々お待ちください。[>_-]

俸給表のPDFが作成されました。以下のリンクからダウンロードできます。

俸給表のPDFをダウンロード

俸給表の GPTs の回答例

バイタル・ワクチン接種履歴の確認

長 今、日本の病院で生成 AI の分野の代表的事例は恵寿総合病院と織田病院と谷田病院だと思っています。谷田病院の電子カルテの進捗状況はいかがですか？

藤井 電子カルテはほぼ月に 2、3 個はデータベースから抽出してきて何かしら命令文（プロンプト）を作っています。定期的に見ているデータや必ず見に行っている数字を SQL※ で引っ張ってきてリスト化し、医師ごとや科ごとに見たいデータや頻度に合わせて全部作っています。

※ データベースを操作するための言語

長 電子カルテのメーカーはどこですか？

藤井 シーエスアイの MI・RA・Is（ミライズ）ですね。シーエスアイは結構柔軟でデータベースを公開してくれているのでやりやすいです。

長 SQL についてどのようにやられているのかイメージがつかなくて、スライドみたいなものがあるとイメージが湧くかなと思うのですが。

藤井 うちのシステム担当が作っているので少しマニアックではあるのですが、概念図がこちらになります（図1）。

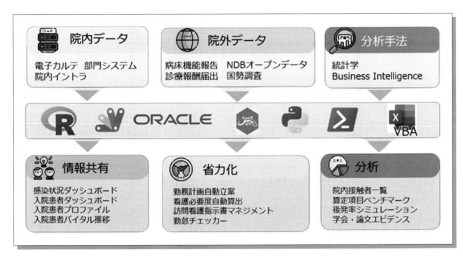

図1　谷田病院の DX 概念図

谷田病院での医療 DX

　院内のデータベースを電子カルテに限らずできるだけ公開してくれと言っていて、あとは院外のデータを使用して、市販されている電子カルテなどは基本的に後ろに ORACLE（大規模システムでよく使われるデータ

ベース）などのデータベースが動いているので、そこに電子カルテの場合はレプリカのデータを参照させてもらい、Python[※1]やPerl[※2]など色々なツールを使って欲しいものを出していくというイメージです。先ほどお話ししたのはこのような形で、どの患者さんがどの入院期間中にどの辺のデータを見たいかに合わせて、**昨日の血圧や数日前の血圧、体温や主食の食べた量などが見たいと言われれば出力できるようになっています**（図2-1、2-2）。

※1 プログラミング言語の1つで、システムの構築やアプリの開発・データ分析に用いられる。

※2 プログラミング言語の1つで、テキスト処理が得意。

1) 血圧、SpO2、便回数は1週間分を1日1列

病室	id	氏名	入院日	項目	7日前	6日前	5日前	4日前	3日前	おととい	昨日
302		患者A	2023/5/22	1)血圧_拡張	136	145	151	149	140	161	158
302		患者A	2023/5/22	2)血圧_収縮	85	83	84	78	79	94	90
302		患者A	2023/5/22	3)SpO2	99	97	99		94	99	99
302		患者A	2023/5/22	4)便回数	1	1	1	0	0	0	1

図2-1　血圧、SpO2、便回数の一覧

2) 体温と食事摂取量は3日分を詳細粒度

病室	id	氏名	入院日	項目	2日前			一昨日			昨日		
					朝	昼	晩	朝	昼	晩	朝	昼	晩
302		患者A	2023/5/22	1)体温		35.9			36.5			37	
302		患者A	2023/5/22	2)主食	10	10	10	10	10	10	10	10	10
302		患者A	2023/5/22	3)副食	10	10	9	9	9	10	8	10	9
302		患者A	2023/5/22	4)摂食									

図2-2　体温、食事摂取量の一覧

これまでは患者さんごとに探し出して見ていたのですが、このリストにすることでパッと見ていけるようになりました。**ワクチン接種をいつしたのかなども Excel の一覧で見られるようになっています**（図3）。

現在入院中							患者基本/ワクチン接種歴					
pid	患者氏名	性別	年齢	病室	入院日	入院日数	主治医	直近ワクチン	接種回数	接種場所等の参考情報	接種日	今日までの経過日数	接種歴登録日
536729		男	87	301	2023/5/6	24		新型コロナ(モデルナ)	書式違反	書式違反	2022/7/31	303	2022/10/31
411646		男	86	301	2023/5/8	22			–	–		0	
221255		女	56	302	2023/5/9	21		新型コロナ(ファイザー)	4	オミクロン	2022/11/11	200	2023/5/11
135663		女	72	302	2023/5/22	8		新型コロナ(ファイザー)	5	オミクロン	2022/12/14	167	2023/5/22
221821		男	94	303	2023/5/10	20		新型コロナ(ファイザー)	5	オミクロン	2022/12/11	170	2023/5/11

図3　ワクチン接種履歴の一覧

　いつもやっていた作業がコンパクトになるような出力にすることが目的です。

長　これは谷田病院さんのホームページで見られる情報ですか？

藤井　これは公開しています。カルテ自体が ORACLE などで動いているので、そこにアクセスをしてコマンドプロンプトのような画面から取りに行っている感じです。

長　**電子カルテを見に行けば分かるような情報なのだけれども、これを加工して見やすいように Excel にしている**ということですね。

藤井　そうです。電子カルテは入力以外ではほとんどの場合、探す作業になりますので、そこの時間を短縮できたらいいなという具合です。

長　接種管理 Excel など体系化されていて、チェックボックスで選んでいけばパッと出てくるような感じですか？

藤井　接種管理 Excel も看護師向けだと看護部のフォルダーに自動でこのExcel が毎日・毎週作られたりするように設定しておいて、あとは勝手にプログラムがやってくれるようにしています。

長 それは RPA（Robotic Process Automation）とは違うのですか？

藤井 概念的には RPA とは言わないかもしれませんが、画面のボタンを認識してクリックをすると、次のプロセスを行うというような画面認識系の RPA みたいなやり方はしていません。こちらはデータベースを直接見に行っているタイプの RPA みたいな感じです。

長 この辺のシステム関係は生成 AI とちょっと関係がないかもしれませんが、生成 AI の絡め方としてはどの辺が絡んでいるのでしょう。

藤井 うちのシステムメンバーがプログラム言語を書くときに、分からないときにはどう書けばいいかなどを ChatGPT に聞いています。正解か失敗かしかないので生成 AI はプログラム言語についての回答は精度が高くて、とても助けになっていますし、私みたいにプログラム言語が分からない人は最初から全部書いてもらってコピペ※してプログラムを発射するみたいなことをやっています。

※ 表示された文字などのデータの一部を指定して複製を取り、別の場所に貼り付ける操作。

長 プログラミングを病院内で作れるかどうかというのは大事な部分だと思います。それなりに詳しい方が院内におられることもありますが、そういうときに ChatGPT などを活用するとプログラミングを作るのも早くなりますよね。私も Claude（有料版）でテトリスを作ったことがあるのですが、「テトリスのゲームを作って。React※使用。」という命令文だけでできるのかとびっくりしました（図4）。

※ デジタル世界のレゴブロックのようなもの。ウェブサイトやアプリの画面を、小さな部品を組み合わせて作る。

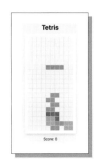

図4　長が Claude3.5 Sonnet で作ったテトリス

　プログラミングを自ら作成できるとは、システムエンジニアさんが院内にいるような感じですよね。

藤井　そうですね。聞いて教えてもらうという感じですね。ただその聞き方を自分で色々と試していかないと、完全な素人だとプログラムを書いてもらうことが難しくて、今リスキリング※で職員に少しずつ教えているところです。

※ 技術革新やビジネスモデルの変化に対応するために、新しい知識やスキルを学ぶこと。

長　なるほど。命令文を作るトレーニングをしているのですね。

藤井　そうです。プログラムを書く指示をどうするかのトレーニングをしています。

長　GPTs をいくつか作られているようですが、財務分析はうまくいきましたか？

藤井　財務ソフトから出してきたデータを入れて、勝手に数字を出してくれないかなと思ったのですが、貸方借方の処理をしないと財務諸表的な数字にならないので、そこの処理をどこかが出してくれたらいいなと思っています。概念としてはどこも一緒なのですが。

長　県に事業報告書を医療法人で出していると思うのですが、最近公開さ

れていた PDF などアップされているものを画面キャプチャーして JPG 形式にして、それを Claude に読み込ませて財務分析をしたらうまくいきました。ただそのプロセスが面倒くさくて、PDF をそのまま読み込ませて流動比率や自己資本比率を出したいのですが、PDF の数字を抜き取ることがすごく苦手で、ChatGPT もそれはできないと思います。

藤井　私が今作っているのは、この費用がなぜこんなに高くなっているのか、どこの会社にいくら払ったのかといった類のことを答えられるようにしたかったのですが。

長　Bot みたいな感じで会計ソフトに直接聞けるようにできたらいいですよね。ちなみに会計ソフトはどこのを使っていますか？

藤井　今はエプソンの「財務応援」を使っています。

長　そういうソフト会社が生成 AI に関心を持っていただけるような会社だと早いのでしょうかね。電子カルテもそうですし、その辺の組み合わせができるかどうかがすごく大事になりそうですね。

電子カルテ生成 AI の進捗状況

藤井　以前、長先生に紹介しました ALY さんの生成 AI の出来栄えが大分よくなってきました。先ほどの**ワクチン接種のものも患者さんのワクチンと入れるだけでほぼほぼ調べられるようになりそうです。**

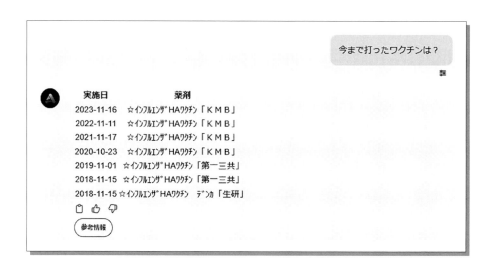

さらに参考情報をクリックすると今まで処方された薬の一覧が表示されます。

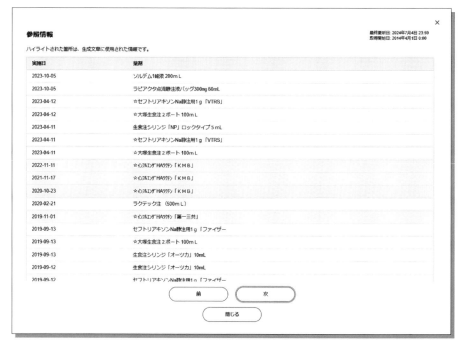

（alyアシスタント チャット検索画面）

長　ALYさんのやり方はインターネットにつながる前提か、つながらない前提かどちらでしょうか？

藤井　セキュア（安全）にはしていますが、インターネットにはつなげています。

長　恵寿総合病院のように仮想クラウド空間において限定的に使用するということでしょうか？

藤井　特定のデータを全部暗号化して外で生成 AI にかけて、そこで生成したデータをこちら側で戻して見るようなやり方です。

長　なるほど。ALY さんを活用してできることとは何でしょうか？

藤井　今、退院サマリーから始めていまして、リハサマリーや看護サマリーを現在作っていて年内ぐらいで診療情報提供書までいければと思っております。

　また生成の元データも画面上で簡単に確認できるのが評判良いです。この部分を含め知財化（特許は申請済み）を目指しているようですね。

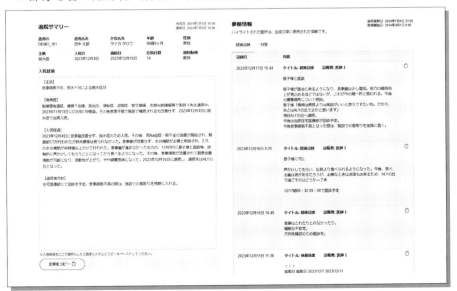

（aly アシスタント 退院サマリー回答例）

ちなみに、121 ページの参照情報にはサマリー作成にあたり、どの診療録情報から引用したのかも表示されています。

長　恵寿総合病院がユビーを使っているときに困っていることはたくさんの人がアクセスをすると処理が重くなってくるということがありました。そのあたりはいかがですか？

藤井　外部のサーバーで稼働させているので、そういう問題は起きないかなと思っています。

長　ALY さんが使っている生成 AI は ChatGPT ですか？

藤井　メインは GPT のようですが、色々なモデルを組み合わせているようです。独自の LLM も R&D されているようで、徐々にこのオリジナル LLM（Large Language Model）※に切り替えていこうという流れです。

※ 膨大なテキストデータから学習し、高度な言語理解を実現する技術

議事録の作成

長　すばらしいですね。電子カルテについて大変参考になりました。それでは議事録作成についてお聞きしたいのですが、今のところうまくできているところが少ないと思いますが、谷田病院さんはいかがでしょうか？

藤井　うちもうまくいってないです。大小さまざま、人数もばらばらな会議の環境での集音が課題です。ただ PHS をやめてスマートフォンを導入したので Zoom をうまく使っていけるのではないかと思っています。スマートフォンで入れば複数のマイクがあるようなもので、どんな大きい部屋でも小さい部屋でも複数のマイクとして使えるかなと思いまして、それは今度試してみたいなと思っています。

長　それぞれスマートフォンがあるわけですが、同じ部屋だとハウリング※を起こしませんか？

※ マイクやスピーカーなどの拡声装置から「キーン」といった音が鳴る現象

藤井 なので、マイクを ON、スピーカーを OFF にして音を出さないとか設定次第だと思うのですが、まだやってみていないので分かりません。もしかしたら話すときにマイクを ON にしないといけないのかもしれません。

長 会議室に大きな集音スピーカーみたいなものを設置して話してもらったほうがうまく拾うのか、それとも個別のマイクでいくのか、結局声をどうやって拾うかが一番ポイントですね。

藤井 そうなんです。ボソボソっと話す人もいるので、大きな声で話してくださいとはなかなか言えないですし、マイクを持ってと言っても持ってくれないので。

長 だから芸能人のようにピンマイクをつけてやらないとうまくいかないのだろうなと思うのですが、それを会議の都度みんなにピンマイクをつけるのは現実的じゃないですよね。

藤井 その設定で5分10分ロスしてしまいますからね。

長 議事録はやっぱり難しいですね。

藤井 クラウド上に決まったことだけリストして、それで議事録完成というふうにしてほしいとは言っているのですが、みんなこだわって録音して後で聞くとかをやっていますので。

長 議事録はルール的には要約した文章で構わないのですよね。一言一句残さなきゃいけないというルールではないですよね。

藤井 はい、一言一句残す必要はありません。でも公的な病院や規模の大きな病院では、誰がどう言ったのかとか、その結論に至った過程を言われるので、それを議事録と呼んでいる病院も多いかなと思いますね。

長 そこでどこまで再現性を求めるのかというのはありつつも、委員会に

よってはちゃんと残しておいたほうがいいとか、病院によってはそこを
ナーバスに考えてしまうところなのですね。

　結局マイクのほうがあまり良くないと、その後どんなにいい文字起こし
ソフトを使っても文字の認識精度が落ちてしまいます。

藤井　そうですね。

長　本日、藤井先生と話しているのは Zoom で録画していて、録画してい
る音声を Notta で文字起こしをして Claude で文章を綺麗にするというこ
とをやるのですが、一対一ですら完成度的に言うと 6 割なんです。これだ
けクリアにお互い聞こえているにもかかわらず、それが最高レベルだと思
います。ということは、録音レベルが悪いと 4 割 3 割に下がっているわけ
でして、これは厳しい問題だなと思っています。

藤井　もうちょっと上手くしたいなと思っています。

長　議事録のほうが先にうまくいくのかなと思ったら、電子カルテのほう
がよっぽど早く完成形に近づいているような感じがします。

藤井　そうですね。電子カルテは確実に文章で入っているので。ALY さ
んたちはすごいねと言っていました。今、世の中の業界はデータを集める
のに苦労しているのに、医療業界は無限にデータがあって、それを今後は
加工したり分析したり予測したりすればいいだけだと言っていましたね。

長　電子カルテの中に、規程類などは入れてはいないのですか？例えば就
業規則など。

藤井　就業規則は別ですね。

長　それはそれで Google ドライブや Dropbox みたいなものに入っている
のですか？

藤井　そういったクラウド型のサーバーを使っているところは少ないと思
いますね。

長　院内に設置してあるサーバーですか？

藤井　そうですね。

長　Google ドライブと ChatGPT が連携するというニュースが出ていましたが、そういうのができたら、Google ドライブ側に聞いたらぱっと出てくるみたいな形になるかなと思っています。

藤井　まさにそう思っています。最近は、できるだけクラウドに上げてと言っています。

長　そうですね。**クラウドにしたほうが将来的な拡張性は高い**と思います。

藤井　そうすると Python のコードを書いてパス設定するだけで、いろんなことができるようになってくると思うのです。

長　恵寿総合病院では実証結果みたいなものが出てきていて、何時間削減された、何％削減されたというのが出始めているのですが、谷田病院さんでそういったデータが出てくるのはいつぐらいですか？

藤井　ALY さんのものは全部追っていくと思いますが、細々としたプログラムを何分使っていた業務だとかは計算しているのですが、それがどれぐらい使用されているかまではフォローできていませんね。

長　ALY さんのこれからのスケジュールとしては、年内に色々な権利関係が整理できた上でオープンにでき、その後実証実験みたいなものが始まっていく感じですか？

藤井　今年はトライアル価格（割引版）で数十の病院に導入させていくというスケジュール感ですね。そのトライアルの中で問題がなければ、より拡大をしていく感じだと思います。

生成 AI を院内で定着させるために

長　生成 AI に関しては院内で医師も看護師もそうですが、前向きな方とそうでない方がいると思うのですが、進め方としてはどんな感じで進めて

いますか？

藤井 使い方を教えてどんどん使ってもらって、**精度が良かったら使い続けてくれると思うので、定期的に医局会などで宣伝したりしています。**あとは使ってくれるかどうかと、どれぐらいの精度で答えられるかだと思います。

長 院長先生は積極的なのですか？

藤井 院内全部積極的ではあります。最初はネガティブかなと思った医師も、思ったよりいいねという感想で、あまりネガティブな人はいないですね。どちらかというと早く精度を高くしてほしいと思っている感じなので、今はエラーをどんどんフィードバックしています。1ヵ月レベルではだいぶ成長している感じです。

長 谷田病院さんがテスト医療機関になっていて、色々なフィードバックデータがALYさんに行っていて、改善されているという感じなのですね。

藤井 そうです。

長 テスト医療機関ってすごく重要で他の医療機関にとって使いやすいかどうか決まってきますよね。

藤井 だからそこはいろんなリクエストは出させながらも、うち独自のものはやらなくていいのでセレクトしています。3病院ぐらいで具体的なことをやっているのですが、それは独自すぎるとか病院特有だよというところは優先順位を下げてもらって、大体どこも同じことを言うようなところだけをひとまず反映してもらっています。

長 ALYさんの電子カルテの活用によって、医師事務作業補助者が本来やっていた業務とバッティングしていると思いますがどうでしょうか？

藤井 診療情報提供書や退院サマリー作成はまさに被っていますね。ただ、ALYが導入されることで医師事務補助者の時間外労働が短縮され、結果的に業務の負担軽減と離職率の軽減につながればWin-Winだと思っ

ています。

長　もちろん医師事務作業補助者がその仕事だけをしているわけではないのですが、医師事務作業補助体制加算の要件自体がおかしくなってくるはずですよね。

藤井　確実にそうなりますね。あとは長先生がおっしゃっていた診療室でAIが勝手にSOAPを書いてくれるとか、その辺も揃ったらかなり医師事務作業補助者の負担は軽減されると思います。

長　診察室の会話はさすがにピンマイクみたいなものを医師につけさせたほうがいいかなと思っています。集音の精度を上げていかないとSOAPであげるのはうまくいかないのではないかと思います。医師にはピンマイクをずっとつけてもらいますが、それで電子カルテへの入力などの手間がかからずに済むということだったら、協力してくれる医師もいるのではないかなと思っています。谷田病院さんは医師事務作業補助者が医師によってついている方とついていない方がいる感じですか？

藤井　そうですね。

長　**若手の医師からすると生成AIの活用はすごくウェルカムなのではないかなと思います。**

藤井　結構反応はいいですね。

長　ベテランとか若手にかかわらず、事務作業の負担軽減ができるというところが医師の確保にも繋がってくるのではないかなと思っています。

藤井　そうなってくるといいなと思います。あと普及した後の話ですがALYさんに言っているのは、同じALYさんのAIを使っているときに、違う病院に行ったときに自分の過去の覚え込ませた特徴をそのまま向こうに持って行けるようにということを構想で入れてもらってはいます。

長　確かにそれぞれの病院で1から学習させるよりも、どこかの病院で学習したことをそのまま応用してもらったほうがいいですね。

藤井　そう思っています。

長　今日は今後にすごく期待がもてる多くのお話ができました。

藤井　引き続きトライ＆エラーでやっていきたいと思います。

長　お忙しいところありがとうございました。

藤井　ありがとうございました。

（2024 年 5 月 Zoom にて収録）

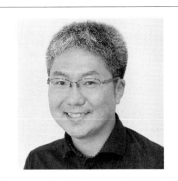

藤井　将志　略歴
医療法人谷田会谷田病院 事務部長。2006 年早稲田大学政治経済学部を卒業後、医療経営コンサルティング会社を経て、12 年沖縄県立中部病院経営アドバイザー。15 年より現職。20 年には経営支援事業である医療環境総研を立ち上げ、オンラインサロン「病院事務の知恵袋」を開始する。その他、熊本保健科学大学の非常勤講師、買収した医療法人興和会・なごみの里（老健）の理事、まちづくりを進める一般社団法人パレットの理事を務める。

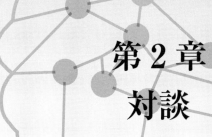

第 2 章
対談
「診療室の会話を自動で診療録に変換」

楠本内科医院院長
楠本　拓生
聞き手　**長　英一郎**
オブザーバー　kanata 株式会社　**滝内　冬夫**

長　本日は「生成 AI 活用事例」の対談、よろしくお願いします。楠本先生の取り組みは YouTube やホームページを拝見させていただいております。楠本先生のクリニックは内科が中心になるのでしょうか？
楠本　基本は一般内科で全般的に診ています。
長　楠本内科医院では色々とデジタル化が進んでいる印象があります。先生は医院を継承されていますが、先生の代からデジタル化に取り組まれたのでしょうか？
楠本　そうですね。私が帰ってきて 1 年、2 年ぐらいは副院長として働いていました。院長に就任してから電子カルテを導入し、デジタル化を少しずつ進めている感じです。
長　院長になられたのはいつでしょうか？
楠本　2016 年からです。

初診だけでなく再診も音声入力

長　楠本内科医院で導入している音声入力の kanaVo にとても興味があります。ユーザーとしてどうなのかを忖度なくお話しいただければ幸いです。

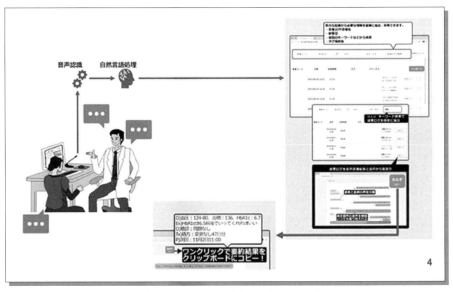

診察室の会話から診療録反映までの流れ

kanaVo ホームページ

楠本　分かりました。
長　今使われてどのぐらいになりますか？

楠本　もうすぐ2年というところです。
長　診察室では初診も再診もかかわらずkanaVoを使っていますか？
楠本　すべての患者さんに対して、全部使っています。
長　先生と患者さんの両方にマイクがあるのか、それとも集音マイクみたいなもので話しているのか、どんな感じでしょうか？
楠本　最近は小さいマイクを2つ使っています。私の服に付けるものと、患者さん側のそばに置いて、2ヶ所から声を集めています（写真1、2）。
長　それはフックでかける形でしょうか？
楠本　磁石とピンで首元につける形です。
長　なるほど。そこだと声の通りもいいわけですね。

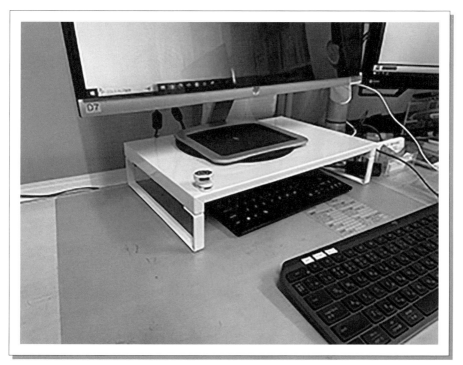

写真1　パソコン前にある患者用のマイク

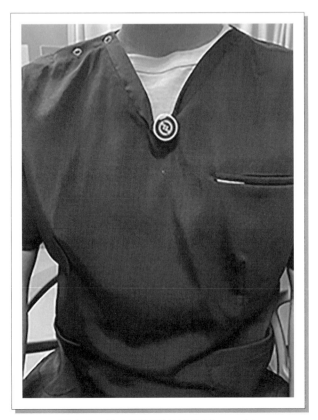

写真2　楠本医師が付けるピンマイク

楠本　そうですね。色々なタイプのマイクを試させてもらい、つい先週ぐらいから使い出したばかりです。

長　文字の認識精度などは変わりましたか？

楠本　もともと自分なりに満足はしていたので、極端に変わったということはないです。ただ、今までは医師が話したことと患者さんが話したことを分離し出力されていたのが、今回は1ヶ所にまとまって出力されています。最終的にAIが話者分離をし、解析をして、詳細なものが出力される

形なので、そこに少し時間がかかっています。数時間経つとしっかりと文字起こしがされているので何の問題もないです。

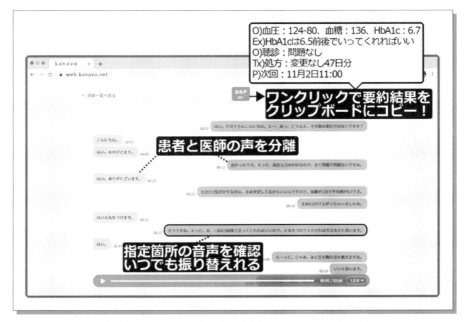

文字起こしから SOAP 形式に変換されるイメージ

長　実際に診療録で SOAP 形式になるのも数時間後ということになるのですか？

楠本　もっと早いときもありますし、数時間後ということもあります。

長　文字起こししたものを見られれば、取り急ぎは支障がないということでしょうか？

楠本　そうですね。文字起こしにより SOAP 形式で出力されたものは、星マークがステータスに出るようになっています。マークが出たらスタッフが空き時間にカルテにコピペ（コピーして貼り付け）をするというやり

方をしています。私が実際その出力結果を確認するのは1ヶ月後とか2ヶ月後とか再診のときです。「前回話したことはこういうことだったな」というのを確認するので、当日には見ていないです。

長 そうなのですね。

楠本 当日に見ていなくてもおおむね内容が理解できている感じです。

長 薬の処方のオーダーとかは、どのような感じでスタッフに伝わりますか？

楠本 例えば、血圧の薬を減らす場合、薬の種類も文字起こししたいので、「ニフェジピンCRっていう薬を減らしますね」と薬の名前を言うようにしています。「血圧の薬を減らしますね」とか、何かキーワードを入れておけばそれをちゃんと拾ってくれている感じはします。

長 事務員の方はそれを見ながら処方せんを出すのでしょうか？

楠本 処方は私が電子カルテに入力するので、事務はそれを印刷するだけになっています。

長 そこがよく分かってなくてすみません。処方せんを出すときには入力作業をしているのでしょうか？

楠本 患者さんと話した内容の出力は後になりますが、処置の行為とか処方せんの変更はすぐに行わないといけないので、それだけは診察室で入力しています。**患者さんと話してカルテをまとめることにほとんどの医師は時間を取られていると思いますが、処置と処方の変更ぐらいの入力作業であれば従前の1、2割の労力で済む感じです。**

長 なるほど。電子カルテの入力を全くしないイメージを持っていましたが、「そうではないよ。」ということですね。

楠本 そうですね。

長 実際にやっていて不満など感じるところはありますか？

楠本 普通の診療に関しては、ほぼ問題ないという感じです。ただ、すご

く長い会話とか、通常の診察ではなく議事録的な面談とか、そういったものに関してはまだできないとか、議事録作成や栄養相談とかもなかなか難しいと思っています。前に栄養相談で文字起こしされたものを ChatGPT にかけてみたら、ちゃんとまとめてくれるということが分かりまして、最近では議事録を自動でチャットにかけるアプリも色々と出てきているみたいなので。

長 そうですね。

楠本 なので kanaVo でもオプションで自動的にチャット機能にかけてくれるようなこともありかなとか思っています。

長 今 kanaVo はそのあたりいかがですか？ kanata 株式会社の滝内さんお願いします。

滝内 おっしゃった通り得意分野がそれぞれあるかなと思います。弊社のものと他社の生成 AI など色々なものを見て、適宜それを選んでいくというやり方もあると思います。ただ栄養相談のほうは弊社が先生をかなりお待たせしてしまってますが、ぜひ弊社でもできるようにはしたいので、データを溜めているところになっております。

楠本 診察記録全体をチャットにかけてみようとプロンプトを作成してやってみたら、できるのはできるのですが、SOAP 形式ではないので長すぎて読むのに時間がかかり、結局どこがまとめなのかが分からないと見るのにも疲れるので、kanaVo のまとめのほうが手短に見られていいかなという結論が私の中では出ました。

滝内 おっしゃるような感じだと思います。病院の中でも、外来のところでは kanaVo で、一語一語で記録する場合、生成 AI を使うのもありかなみたいなところがあります。何となく棲み分けが出てきているかなと思います。

長 実は今日午前に 90 分くらいの会議をしたのですが、会議が終わった

後に録音データを Gemini 1.5 Pro にかけてマークダウン形式で議事録を作成する指示をしたところ一瞬で作ってくれました。議事録は生成 AI で十分対応可能かなという感じはしています。楠本先生も何か使ったりしていますか？

楠本 「AutoMemo」[※]を使用しています。あとは電話に付けて話しながら会話を録音する「PLAUD NOTE」（前述 96 ページ）も最近使い始めています。とにかく**長い電話と分かっているものはそれで録音して、録音したものは自動的にチャットにかかるシステムになっています。**通常の面談のときも、ちゃんと録音して当日に全部仕上げる必要はないので、翌日以降でも出来上がったものを少しまとめてカルテにコピペしてみたいな感じで、スタッフには「基本的に使って業務の時間を短縮するように。」と言っています。

※ 録音するだけで音声を自動で文字起こしする AI ボイスレコーダー

長 スタッフの皆さんはレコーダーを持たれてやっているのでしょうか？

楠本 **レコーダーがあるので面談というときは必ず持っていってスイッチを押せばメモも取らなくていいよと言っています。**

長 なるほど。kanaVo とも繋がると思いますが、患者さんとか取引先とかと面と向かって話すことがすごく大事だと思いますが、いかがでしょうか？

楠本 そうですね。下を向くことはほぼなくなりました。必死に記録をとる必要がないので、ゆっくり聞いてゆっくり返すというだけなので、こちらも心の余裕がすごくあります。

音声入力による患者満足度

長 定性的な話なので難しいかもしれないのですが、kanaVo 導入前後で、

患者さんの満足度の変化はありましたでしょうか？

楠本　それは多分あると思いますね。最後の処方変更とかの場合はさすがにモニターを見ますが、基本的に患者さんのほうを向いて話して、聴診や触診して「どうですか」と言って全然カルテを入力するそぶりを見せないので、患者さんからしたら他の医療機関との違いを感じているでしょうね。

長　電子カルテを入力するのはすべてが終わった段階なので患者さん側としても別に構わない感じでしょうか？

楠本　はい。患者さんが入室されるまでに血圧とか体重とか、糖尿病の場合は血糖とか HbA1c とかは全部看護師に入力を先にしておくように頼んでいます。最低限の準備はすでにセットされていて、それにコピペをすればそういった数値も全部カルテに入ってくるので、そこさえも入力する時間が必要ないです。

長　相当効率化されていますね。電子カルテはクラウド型でしょうか？

楠本　そうです。

長　大きな病院だとオンプレミス型が主で、拡張するには多額の接続費用がかかります。

楠本　色々と進めてもそこの壁がありますね。

長　クリニックを中心に導入されている kanaVo ですが、これは全国の医療機関で革命を起こす可能性があると思っています。患者さんと向き合う時間を増やしていくことや、事務作業の時間を軽減するという点で、インパクトが大きいと思いますがいかがでしょうか？

楠本　まさにその通りです。電子カルテにブラインドタッチで入力することが私はできないので、導入する前はどちらかというと話が長い方って苦手だなと思っていました。**話の長い方の場合、とりあえずメモを取って後でまとめるしかなかったですが、その話を聞き逃さないようにするとメモを取るのに忙しくて絶対に目も合わないので、困っていました。kanaVo**

導入後は録音がちゃんと録れています。

長 すばらしいですね。

楠本 記録として長いものばかりではないですが、要点が入っていたりとか、そこが抜けていたとしても、録音したものをまた聞けばどうにかなるなという気持ちの安心感はあります。

長 音声ベースでも録音は残っているわけですね。

楠本 残っています。

長 さらに文字起こししたものもある。二重に備えられているということですね。

楠本 そうです。最近あったのは訪問診療のときに、患者さんは高齢者で認知症のおばあちゃんでして、その人は訪問も受けるけど大きな病院もたまに行く方で、大きい病院の先生は聴診をしていませんでした。そのおばあちゃんが楠本先生は訪問診療で来てくれても「聴診もしてくれなかった」とご家族に言っていたのです。ご家族が当院に面談に来たときに「そういうことを母が言っているのですが」と聞かされ、「いや、私たちは絶対聴診をしますよ」と言って、そのときに kanaVo の記録を聞き返したらちゃんと聴診をしている証拠も残っていました。言葉でも「胸の音聞きますよ。」とかちゃんと録音していることをご家族に伝えて、私たち「ちゃんとやっていますよ。」と自信を持って言えたというのはありました。

長 それは大きいですね。

楠本 自分たちの保障といいますか、後でやっぱり記録が残らないとよくないよねということで、そのためにも「ちゃんと録音するように。」と言っています。

長 多分こういう効果もあるのではないかと思うのですが、クレーマーみたいな患者さんってどこにでもいると思いますが、録音されているとなると、このような患者さんは少なくなるのではないでしょうか？

楠本　それはあると思いますね。うちの場合は電話がかかってきたらPOPがポンと上がってきて誰というのが分かるシステム（カイクラ）を導入しまして、電話で「言った言わない」とならないようにその会話も録音しています。後でこんなこと言われたんだけど、と言われて録音を聞き返してそんなこと言ってませんよ、「ちゃんと録音残ってますよ。」と伝えたら患者さんがすぐ引き下がったということはあります。

カイクラ ホームページ

長　なるほど。kanaVoを他の医療機関に紹介するとよく言われるのが方言とか、高齢者だと聞き取りづらいとか、そういう意見がありますが、そのあたりいかがですか？
楠本　例えば声が小さい人で多分マイクに入ってないだろうなといった場合、録音ができていないと思う部分は自分がその言葉を反復したり、聞き取りやすい言葉で自分が話してマイクが拾ってくれやすいようにしています。
長　先生が言い直すわけですね。その手はいいかもしれないですね。
楠本　あと反復することで、患者さんとしてはちゃんと聞いてくれて自分のことを分かってくれるということにつながると思います。
長　なるほど。記録するときのコツみたいなものがあるわけですね。
楠本　あると思っています。

生活習慣病管理料の療養計画書も簡素化

長 今回の 2024 年度の診療報酬改定で、先生のクリニックでも影響があると思いますが、特定疾患療養管理料の一部が生活習慣病管理料に統合されるような形になりました。**生活習慣病管理料の療養計画書の作成は手間がかかる**と思いますが、そのあたりは kanaVo の仕組みを導入されているのか、それとも別の形で運用をしようとしてるのか、どうでしょうか？

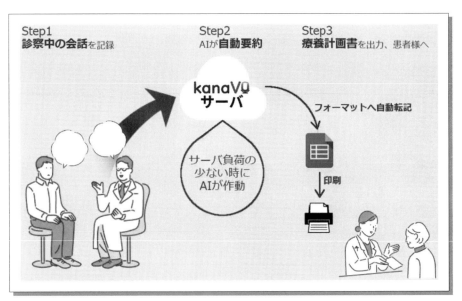

診察室の会話から療養計画書の自動作成

楠本 すでに kanaVo で取り組んでいます。療養計画書にはサインがいるので初回は紙ベースで作っています。紙に血圧・体重・血糖値は私が患者さんの横で書いてあげて、目標値はこれですよと紙に書いたものを言葉に

出しています。「**目標の体重、目標の血圧をこうしますよ**」と言うと、それは kanaVo でちゃんと拾ってくれています。目標設定としてカルテに残して、私が「前回こういう目標にしてますよね」と言うと、患者さんが「そうでしたね」みたいな感じでやり取りができています。すでに 2 ヶ月ぐらい前からやり始めています。紙に書いて見せるのは患者さんにしたら真剣にやってくれていると感じていただいていると思います。

長 要所要所は紙で残すわけですね。

楠本 他の細かいところはもうチェックだけで済むので、一旦**最低限の体重、血圧、血糖値だけは口頭で言って** kanaVo **に起こしてもらう**ということをしています。

長 今までは特定疾患療養管理料で高血圧の患者さんで算定していましたか？

楠本 そうですね、基本的には算定しています。でもそこまで細かく目標設定は言っていませんでした。

長 そうなのですね。

楠本 その意味では療養計画書は有効だなという感じがします。やはり患者さんは受診してしっかり管理することで真剣にやってくれたりします。体重を落としてきましたという患者さんもいました。

長 やはり頑張ってくれる患者さんもいるのですね。

楠本 いましたね。

医師事務作業補助者の未来

長 ところで、kanaVo をどんどん活用していくと医師事務作業補助者は仕事の内容も変わってくるのでしょうか？

楠本 医師 1 人に医師事務作業補助者が 1 人いればいいですが、当院は複

数の医師がいて2人3人と同時診察で1人につき1人の医師事務作業補助者を付けていません。その意味では、医師全員がkanaVoを使えばある程度のことをやってもらえるので専門職は雇わなくてもいいかなと思います。

長 そうですよね。カルテ以外の日常的な業務というのはあると思うので完全に医師事務作業補助者がなくなるとは思いませんが、ただ主たる業務に関してはかなりkanaVoに任せられるかなと思います。

楠本 そうですね。実際この前、たまたま知り合いの先生と飲みに行って2次会にバーに行きました。そのバーの女性店員が実は大きな病院で事務作業の補助員なんですという話になりまして。ブラインドタッチで電子カルテの入力が速いのを売りにされていて。私がkanaVoのYouTubeを見せたら、女性の顔が青ざめていって「私たちの仕事なくなりますね」みたいな話になりました。今後はブラインドタッチを売りにするのは難しいのではないかと。接客業をやっているのであれば接遇とかを考えて、**病院であれば患者さんに対して人としてできることをやっていくのがいいんじゃないかみたいな話をしました。**

長 先生の今おっしゃっていることがすごく大事で、人間性というか、人間じゃないとできないことをということですよね。

楠本 そうですね。**機械でできることはもう人間がするべきじゃないか**なと思います。

長 kanaVoのようなものを入れている、入れていないで医師のリクルートでも差が出てくるのではないかと思っています。評判はいかがでしょうか？

楠本 結構見学の依頼があります。昨日もちょうど私の大学のだいぶ下の後輩の医師から、ホームページから突然連絡が来て、見学をさせてもらいたいとの依頼がありました。半日ぐらい院内を案内して、kanaVoのシステムとかを教えました。後輩の医療機関はスタッフが高齢化してきて、電

子化に付いてこれていないようです。これからどうすればいいのかというので、若い医師や職員を入れながら少しずつ変えていくしかないという話をしました。

長 kanaVoのいいところは、若い先生でなくても、使いやすいのではないかと思いますがどうですか？

楠本 そうですね。後輩医師のお父さんが、ちょうど電子カルテに変えたときにあんまり得意じゃないということと、某文字起こしソフトを使用していたみたいです。しかし、相性がよくなく結局使ってくれなくなったらしいのです。それで何か他にシステムがないかと探していたらkanaVoに行き当たってうちに来ました。これだったら使えるのではないかなと言って帰っていきました。

長 2024年4月から医師の働き方改革が始まったので、事務作業とか軽減できる部分は軽減していかないと、改革への対応は厳しいと思います。

RPAによりさらに自動化

楠本 私が今度始める新しい取り組みがありまして、RPAのBizRobo!ロボットを自走させて、**kanaVoが文字起こししたものを電子カルテに自動で貼り付けるということをやろうと思っています。**

BizRobo！ホームページ

長 すごいですね。

楠本 メーカーの人に見てもらってこれはできますよということで、一応6月に向けて今準備しているところです。

長 クラウドの電子カルテはそういうところが強みですね。RPAとかも組みやすいですね。今後の生成AIに関しては色々なものがあり、状況次第だと思いますがChatGPT中心でいかれる予定ですか？

楠本 そうですね。今はChatGPTを使いながらスタッフにも自分たちで色々使ってみてと言って覚えさせているところです。自分自身もまだまだ使えてないところがいっぱいあるかなというところです。

長 やはりRPAなどで自動的に電子カルテに送ることは他の医療機関でも応用したいですね。患者さんが何十人となると事務の手間は相当になります。本日はどうもありがとうございました。

楠本・滝内 ありがとうございました。

（2024年5月 Zoomにて収録）

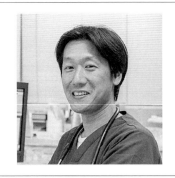

楠本　拓生　略歴
楠本内科医院院長。2000年に久留米大学医学部を卒業後、久留米大学医学部腎臓内科学講座に入局し、初期研修了後は公立八女総合病院、聖マリア病院、済生会日田病院での勤務を経験。2016年から、楠本内科医院の3代目院長として、内科全般の診療に加え、専門である腎臓病診療や腹膜透析の普及に尽力している。

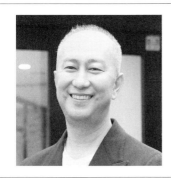

滝内　冬夫　略歴
kanata 株式会社の代表取締役。慶應義塾大学経済学部を卒業後、シンクタンクに勤務。
2004 年から医療法人における電子カルテの制作に関与。2008 年にメディカリューション株式会社の取締役に就任。2018 年 11 月に kanata 株式会社を設立し、代表取締役に就任。最愛の息子を病気で亡くした経験から、「お医者さんに恩返しをしたい」という想いで現在の事業に取り組むことを決意。

第 2 章
対談
「ビジネスで活躍する Copilot と進化を続ける画像生成 AI の可能性」

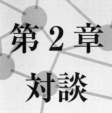

株式会社農情人代表取締役
甲斐　雄一郎

聞き手　長　英一郎

長　まず最初に医療業界の方は甲斐さんについてご存知ない方が多いかもしれませんので、自己紹介をお願いします。

甲斐　はい。株式会社農情人の甲斐雄一郎と申します。農情人という社名は「農業×情報×人材」の三つの漢字から成り立っており、シンプルにそれをなりわいとすることを目標としています。農業をどう情報と掛け合わせ、人材を巻き込むという点を、生成 AI や Web3、メタバースなどを活用して、農業を持続可能なものにしていきたいという思いがあります。今回のテーマである生成 AI に関しては、農家と参加メンバーが一緒にアートコンテンツを作ったりするなど、普段出会うことのない方々のコミュニティの中で、新しい技術を使って農業を活性化させています。

Word、Excel などとの連携

長　2024 年 6 月に出版された本について、簡単にご紹介いただけますでしょうか？

第2章 対談 「ビジネスで活躍する Copilot と進化を続ける画像生成 AI の可能性」 147

甲斐 ありがとうございます。6月18日に秀和システムさんから「図解ポケット 最新生成 AI で時間短縮！ Copilot がよくわかる本」を出版しました。

長 ChatGPT や Google の Gemini など、様々な生成 AI サービスがある中で、Copilot に注目されたのはなぜでしょうか？

甲斐 Copilot を選んだ理由は、当時無料で使える範囲が最も広かったことと、Microsoft 365 ※との連携が優れていたことです。ビジネスパーソンが日常的に使用している Teams や Microsoft のドキュメントとの親和性が高く、Microsoft が注力している点が魅力だと感じました。

※ Word、Excel、PowerPoint などに加え、Teams や Share Point などを、サブスクリプション形式で利用できるサービス。以前は、Office 365 という呼称だった。

長 Word や Excel は医療機関でも広く使われているので、期待されていると思います。私は Copilot の有料版を使っていたこともありますが、Word や Excel の効率化に関してはまだ発展途上だと感じていました。現在はいかがでしょうか？

甲斐 現在、エンタープライズ版の Copilot for Microsoft 365 と、個人ユーザー向けの Copilot Pro があり、Word や Excel はプレビュー版として無料で利用できます。おそらく長さんが使っていたのは後者だと思います。前者の Microsoft 365 の年間契約をしているユーザーの場合、プラス6万（税込）程度で Copilot for Microsoft 365 が利用できます。こちらはかなり進化しており、**Teams でのオンライン会議では、議事録が不要になり、音声データから誰が何を話したかを記録し、その後のアクションプランまで提示してくれます。**この1年で大きく進化しています。

長 Copilot for Microsoft 365 は現在も大企業だけが使えるのでしょうか？

甲斐 個人事業主でも契約できますが、Copilot だけで年間 6 万円近く、さらに、Microsoft 365 と合わせると年間 8 万円程度かかります。個人で使うには高額ですが、大企業であれば使い方次第で投資に見合うと判断されるため、色々な企業が全社導入を進めているようです。

長 ChatGPT や Claude もそうですが、ページにアクセスして、命令文を入力し、回答を得て、それをコピー＆ペーストする作業が面倒です。Word や Excel 内で完結できるのは大きなメリットですよね？

甲斐 おっしゃる通りです。**Word なり Excel 内で指示を出せるので、シームレスに作業を進められます。**完全に手間がなくなるわけではありませんが、業務効率化がさらに進むと思います。

長 ちなみに Word 内で Copilot を使えるということは、インターネットに接続していなくても機能するということでしょうか？

甲斐 Copilot はインターネットへの接続が必要になります。**2024 年 6 月 18 日から販売開始されたパソコンの「Copilot ＋ PC」では、インターネットに接続しなくても画像生成や会議の文字起こし（英語のみ）をする**ことができます。

Copilot はこう使う

長 インターネットに接続して使う Copilot の画面イメージを見せていただけますか？

甲斐 分かりました。まずは Microsoft が提供するブラウザ※の Edge を使用します。Edge の画面の右上に Copilot ボタンがあります。

※ WEB サイトを閲覧するために使うソフト

第 2 章　対談　「ビジネスで活躍する Copilot と進化を続ける画像生成 AI の可能性」　149

Microsoft Edge ホームページ

　こちらをクリックすると、表示されている画面に対しての命令文により質問をすることができます。

　下記のサイトでは英語で Copilot Pro について書かれています。

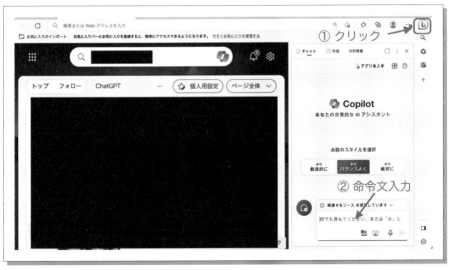

Edge の画面から Copilot にアクセス

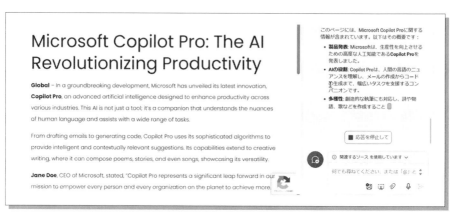

画面右が Copilot への命令文と回答

　この文章について要約したり、翻訳したりすることができます。**ChatGPT など他の生成 AI と異なり、表示されているホームページ内で疑問を解消できるのが便利なところです。**

長　翻訳は、Google 翻訳や DeepL を使われる方が多いと思いますが、甲斐さんは Edge を使って英語のサイトを読むことが増えましたか？

甲斐　DeepL は全文翻訳してくれますが、記事を読む価値があるかどうかを判断するために、まず Copilot で概要を把握します。読む価値があると判断した場合は、DeepL で全文を読みます。判断材料として Copilot を使っています。

長　Copilot の無料版でも使えるのでしょうか？

甲斐　はい、大丈夫です。

Word の共同編集

長　Copilot を Word ではどのように利用されているでしょうか？

甲斐　Word では他者との共有機能が便利です。まず、Word の右上にあ

る共有ボタンをクリックします。

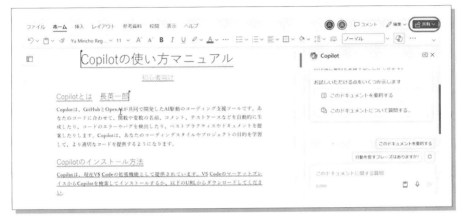

Web 版の Word 画面

すると共有リンクが生成されます。

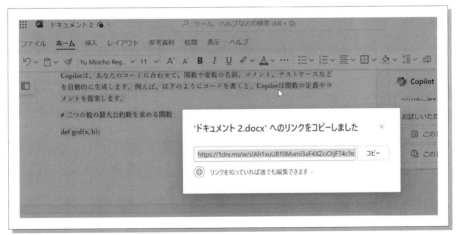

Word 文書を他者にリンクで共有

共有する相手が Copilot のアカウントを有していれば、このリンクから閲覧、編集ができます。

長　なるほど。共有者である私が Word 文書を修正すると、甲斐さんの Word 画面でも反映されるということですね。

甲斐　はい。このように社内で業務資料を共有しつつ、資料を作成すれば業務の効率化が進みます。

長　Google ドキュメント[※]の共有機能に AI がプラスされたイメージですね。

※ オンライン文書作成、編集、共同編集のツール。ブラウザ上でテキスト文書を作成したり、Microsoft Word などの一般的なファイル形式のドキュメントを読み込んで編集したりすることができる。

甲斐　その通りですね。

パソコンの操作方法を質問する

長　Copilot で他に便利な使い方はありますか？

甲斐　Copilot in Windows というパソコンを操作できる機能が便利です。例えば「音量を上げてください」と指示を出すと、Copilot がシステムに働きかけて音量を上げてくれます。

注：2024 年 7 月時点では Copilot がアプリ化され、パソコンの操作ができなくなっている。

第2章　対談　「ビジネスで活躍するCopilotと進化を続ける画像生成AIの可能性」　153

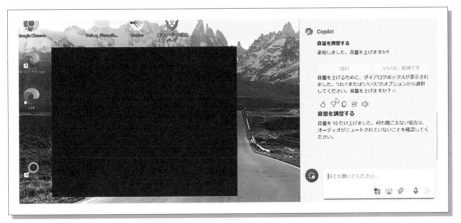

Windowsパソコンのデスクトップ画面

長　パソコンの操作方法が分からないときに聞くこともできますね。私はスクリーンショットの撮り方が分からなかったときに、Copilotに聞いたらすぐに教えてくれました。

甲斐　アプリを起動したいときや、アプリが見つからないときにも、検索して起動してくれるのは便利だと思います。

長　パソコンの操作方法がCopilotで分かるようになると、将来的にはシステム担当者が必要なくなるかもしれませんね。

甲斐　パソコンの操作方法については、GoogleではなくCopilotで検索をしたり、質問をしたりするようになるのが今後の主流になるかもしれません。

文字挿入する画像生成

長　次に画像生成AIに関しては何を使用していますか？

甲斐　フェーズによって色々と新しいものを使用しております。

Midjourney は半年以上前に使用しなくなりました。その後は Chat GPT Plus に内蔵されていた DALL-E3 を使用していましたが、2024 年 4 月頃にリリースされた Stable Diffusion 3 を使用しています。こちらに切り替えた理由は文字入れができる機能があったからです。ですが 5 月に ChatGPT-4o がリリースされた際に使用してみたところ、こちらも文字入れができるとのことで最近は ChatGPT-4o を主に使用しています。

長 GPT-4o で作成した画像を見せていただけますか？文字入れを見てみたいです。

甲斐 過去に作成した画像がありますので、お見せします（写真 1）。

画像の中に「FORTNITE」という文字が挿入されています。また、キャラクターや空間などは、「Fortnite」にかなり近いイメージで作成されています。**ChatGPT-4o は、他の画像生成 AI と比較して回答速度が速いです。**

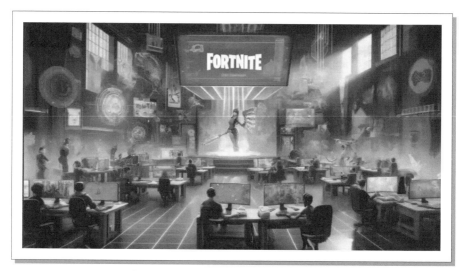

写真 1　ChatGPT で文字を入れて画像生成

第 2 章　対談　「ビジネスで活躍する Copilot と進化を続ける画像生成 AI の可能性」

長　質問は日本語で、回答は英語なのですね。
甲斐　そうです。
長　質問文はどのような感じでしょうか？
甲斐　「次の内容をテーマにした Fortnite の世界観を表現したいです。Fortnite の世界観を土台にイメージ画像をハイクオリティなデザインで作成してください。テーマは、e スポーツ×学校教育プログラムのあり方です。未来の学校教育に e スポーツとして Fortnite を取り入れた場合のイメージを描きたいです」という感じです。
長　Fortnite の文字を変えることはできますか？
甲斐　ダブルクォーテーション*で囲むことで、別の文字に変更もできま

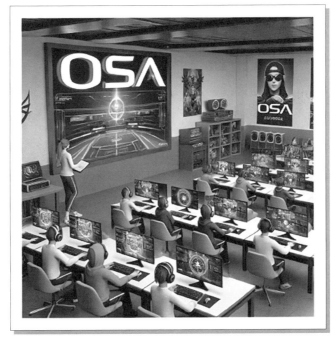

写真 2　写真 1 を追加命令によりアレンジ

す。

　例えば、「"FORTNITE" を "OSA" に変更して。」と追加命令をすると写真1がアレンジされます（写真2）。

※「"」の引用符を使って表す引用マークで、「二重引用符」とも呼ばれる。

長　日本語の挿入は難しいですか？

甲斐　日本語はまだ改善の余地があると思います。

長　作成した画像は、様々なサイズに変更できますか？

甲斐　もちろんです。「上記の画像を正方形に変更してください」と入力すれば、正方形の画像に変更できます。もちろん、縦長や横長にも変更できます。

長　ダウンロードして様々な用途に使うことができますね。

甲斐　はい。スライドソフトのCanvaに貼り付けたり、ブログのアイキャッチ画像として使ったり、様々な用途に活用できます。画像生成AIの商用利用に関しては、サービスによって違うと思いますが、有料版であればある程度許可されている場合が多いです。私は販売をしていませんが、ブログなどでは使用しています。

長　医療機関では、健康セミナーなどの際にチラシを作成することがありますが、画像生成AIをどのように活用できるでしょうか？

甲斐　**チラシ全体を画像生成AIで作成するのは難しいかもしれません。従来はGoogleの画像検索でイメージを探していたと思いますが、イメージに近い画像が見つからない場合は、画像生成AIで作成するほうが早いと思います。**

長　MidjourneyやChatGPT-4oでも、外国人向けの画像が出力されることが多いと感じます。日本人が好むデザインとは少し違うように感じます。

甲斐　確かに日本の文化や感性を理解した画像生成は、まだ難しい部分があります。しかし、細かい調整に時間をかけるよりも、まずはスピードを

第 2 章　対談　「ビジネスで活躍する Copilot と進化を続ける画像生成 AI の可能性」

重視して、画像生成 AI を活用していくことが重要だと思います。

長　以前、私も使っていた Adobe Firefly は、比較的日本人に近い感覚の画像を生成していたように思います。

甲斐　OpenAI が日本語版にカスタマイズした ChatGPT をリリースする予定です。それがリリースされれば、もう少し日本語のニュアンスを理解した上で、よりイメージに近い画像を生成できるようになると思います。

長　なるほど。今日お話しいただいた中で、何か補足したいことはありますか？

甲斐　そうですね。Copilot + PC が発売されて、いよいよ Microsoft 社も生成 AI に本腰を入れてきました。セキュリティーが重視される医療機関で生成 AI を使うためには、オフラインで生成 AI を使える Copilot の使い道は色々ありそうです。

長　特に電子カルテはインターネットへの接続を前提としていないので、Windows の画面上で電子カルテの診療録の要約をできたりしたら高額投資をしないでも生成 AI を使える可能性があります。本日は対談していただきありがとうございました。

甲斐　こちらこそありがとうございました。

（2024 年 5 月 Zoom にて収録）

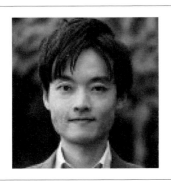

甲斐　雄一郎　略歴
株式会社農情人の代表取締役。イギリスのマンチェスター大学院で農村開発学修士号を取得。2022 年 3 月より農業と web3 を組み合わせたさまざまな事業モデルを実験するためのコミュニティ「Metagri 研究所」を運営。主な書籍は「シン NFT 戦略 最強のアイディア図鑑」（2022 年 宝島社）、「図解ポケット 最新生成 AI で時間短縮！ Copilot がよくわかる本」（2024 年 秀和システム）。

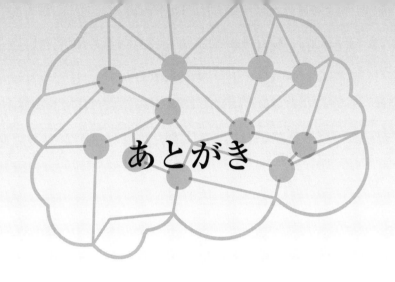

あとがき

　本書では、医療現場における生成 AI の活用について、先進的な取り組みを行っている医療機関の事例を中心に紹介しました。ChatGPT、Claude、Gemini などの生成 AI ツールが登場し、わずか 1 年ほどで医療現場にも大きな変革をもたらしつつあります。

　特に注目すべきは、恵寿総合病院、織田病院、谷田病院の取り組みです。これらの病院では、電子カルテと生成 AI を連携させ、診療録の要約や診療情報提供書の作成など、医療従事者の業務効率化に成功しています。また、楠本内科医院の kanaVo の活用事例は、診察時の医師と患者のコミュニケーションを改善し、診療の質の向上にも寄与しています。

　一方で、セキュリティの確保や個人情報保護の観点から、生成 AI の導入には慎重な姿勢も必要です。各医療機関が、それぞれの環境に適した形で生成 AI を活用していく必要があるでしょう。

　今後、生成 AI 技術はさらに進化し、医療現場での活用範囲も広がっていくことが予想されます。本書が、読者の皆様にとって生成 AI の可能性を考える一助となり、医療の質の向上と働き方改革の両立に向けたヒントになれば幸いです。

　最後に、本書の執筆にあたり、貴重な時間を割いてインタビューに応じてくださった皆様に心より感謝申し上げます。医療現場の第一線で活躍さ

れる方々の生の声を伺えたことは、私自身にとっても大変貴重な経験となりました。

2024年7月

長　英一郎

　上記は、実は有料版Claudeの「Projects」という機能を使って「あとがき」を書いてもらったものです。

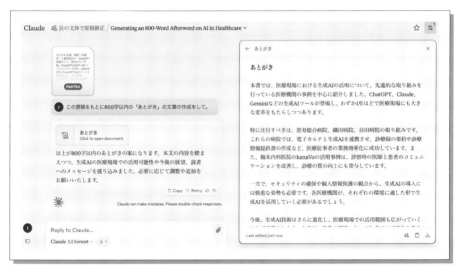

Claude 3.5 SonnetのProjects機能

　あらかじめ私の書いた本の原稿を読み込ませることにより、文体や文調があたかも私が書いたかのような文章になっています。従前の生成AIではあらかじめ学習することができても、日本語文章作成能力が低く、こちらの求めるレベルではなかったりします。これがClaudeを使うと、まさ

に分身が文章を作ってくれるような感じになっています。

ここからが私の書いた「あとがき」です。

　前著「病院・診療所・介護施設向け　ChatGPT 実践ガイド」の出版からわずか１年にもかかわらず、１冊の本になるほど生成 AI に関する最新情報を本書で掲載することができました。この「あとがき」を書いている今、そして校正をしている段階でも追加の情報が入ってきます。きっと数ヶ月もすると本書が古くなってくる部分があるでしょう。しかし、**生成AI への命令文の基礎は変わることはないはずです。人間に指示する場合は曖昧であっても以心伝心で伝わることがありますが、生成 AI はそうはいきません。**きめ細かく指示をすればするほど、こちらが求める回答になります。

　ここまで**生成 AI が発展してくると、事務作業で生成 AI が人間に追いつくのは時間の問題のような気がします。**病院で事務職員はもちろんのこと、医師や看護師に残された仕事は何なのかが問われてきています。患者さんの目を見てコミュニケーションをとり、何か不安をお持ちであれば拝聴してあげる。そのような医療の原点に戻るような気がしてなりません。

　議事録作成に見るように今までよりも時間短縮ができて、さらに人間が作成したよりも完成度が高いとなると、もはや生成 AI を使わないという選択肢はないように思います。セキュリティーの問題ももちろん考慮する必要がありますが、それは有料プランに加入するなり、設定上学習させないなど配慮していけば問題はありません。電子カルテ関連はより高いセキュリティーが求められるので、本書にある病院、クリニックの事例を参考にしていただければと思います。

あとがき　161

　最後に、私の1日の仕事でどのように生成AIを活用しているか紹介していきます。

6時〜7時　出勤のため電車で移動
・電車の中で医療経営ニュースをClaudeにより100文字以内に要約してざっと閲覧。
・日本経済新聞（電子版）朝刊のうち長い記事をClaudeにより要約。

7時〜9時　オフィス
・クライアントからの質問をPerplexityにより調べ、自分でも二重チェックした上で回答。
・Instagramの記事をアップするため、音声収録。Instagramの背景画像をiPhoneのChatGPTアプリにより作成。
・講演スライドをCanvaにより作成。挿入する画像はCanvaの「マジック生成」で作成。
・生成AIの書籍原稿の誤字脱字をClaudeにチェックしてもらう。

9時〜12時　オフィスから電車でクライアントへ移動
・クライアント最寄り駅からクライアント病院へのバス時刻表を「Perplexity」で調べる。
・生成AIの解説動画（20分）をiPhoneのショートカット「Youtube を VoxScript」でテキスト化し、1分で読む。

13時半〜15時半　クライアント病院で会議
・会議開始からiPhoneのボイスメモで録音。
・15時半に会議終了してすぐに録音音声をiPhoneの「AirDrop」※に

よりパソコンに共有し、「Gemini 1.5 Pro」で議事録作成。

※ iPhone や iPad、Mac などの Apple 社の製品デバイス間で、ファイルや写真、動画などのデータを直接共有できる機能。

15 時半〜 17 時半　自宅へ電車移動
・iPhone の音声入力で訪問報告を作成し、Chatwork の社内共有チャットにアップ。
・写真ファイル（PNG）で届いた講演案内を ChatGPT でテキスト化し、Google カレンダーにスケジュール登録。
・経理から報告のあった前期比較の損益計算書をスクリーンショットし、Claude にアップロードして財務分析をしてもらう。

　ここまで**生成 AI を業務に活用できていると、こなせる業務量が従前に比べ劇的に増えています**。病院においても生成 AI により業務を効率化できれば、患者数を増やせる余地があるかもしれません。**生成 AI 活用にはそれなりに投資コストがかかりますが、従来のデジタル投資と比較すると安いものです**。
　本書をきっかけに医療従事者の働き方改革がより進むことを祈っております。

2024 年 7 月

長　英一郎

著者紹介
長　英一郎

医療経営に特化した東日本税理士法人の代表社員。公認会計士、税理士のほか救命処置の ACLS プロバイダーの資格を有する。
Web2.0 の時代から SNS による情報配信を積極的に行っている。Facebook、X（旧 Twitter）、note、LINE 公式アカウントなどでテキストを、YouTube で動画を、Stand.fm で音声を配信している。さらに、その流れの中で ChatGPT といった AI を使うことに。

仕事のモットーは「患者視点の医療経営」であり、病院や介護施設の体験見学を重視している。日本国内だけでなく海外にも視察に出向き、そこで得た体験を講演や SNS などで伝えている。

医療のための生成 AI 実践ガイド

発　行　2024 年 9 月 30 日　初版第 1 刷発行

著　者　長　英一郎

発行人　渡部新太郎

発行所　株式会社日本医学出版
　　　　〒 113-0033　東京都文京区本郷 3-18-11　TY ビル 5F

電　話　03-5800-2350　FAX　03-5800-2351

印刷所　モリモト印刷株式会社

©Eiichiro Osa, 2024

筆者への無断による商業的利用は禁止されています。

ISBN978-4-86577-077-3

乱丁・落丁の場合はおとりかえいたします。

本書の複製権・翻訳権・上映権・譲渡権・公衆送信権（送信可能化権を含む）は，㈱日本医学出版が保有します。

JCOPY ＜（社）出版者著作権管理機構　委託出版物＞
本書の無断複写は著作権法上での例外を除き禁じられています．複写される場合は，そのつど事前に，（社）出版者著作権管理機構（電話 03-5244-5088，FAX 03-5224-5089．e-mail: info@jcopy.or.jp）の許諾を得てください．